AF548547

braumüller

Michael Puntigam

Gesundheit durch die Kraft der Nahrung

TCM, Nachhaltigkeit und bewusste Ernährung

braumüller

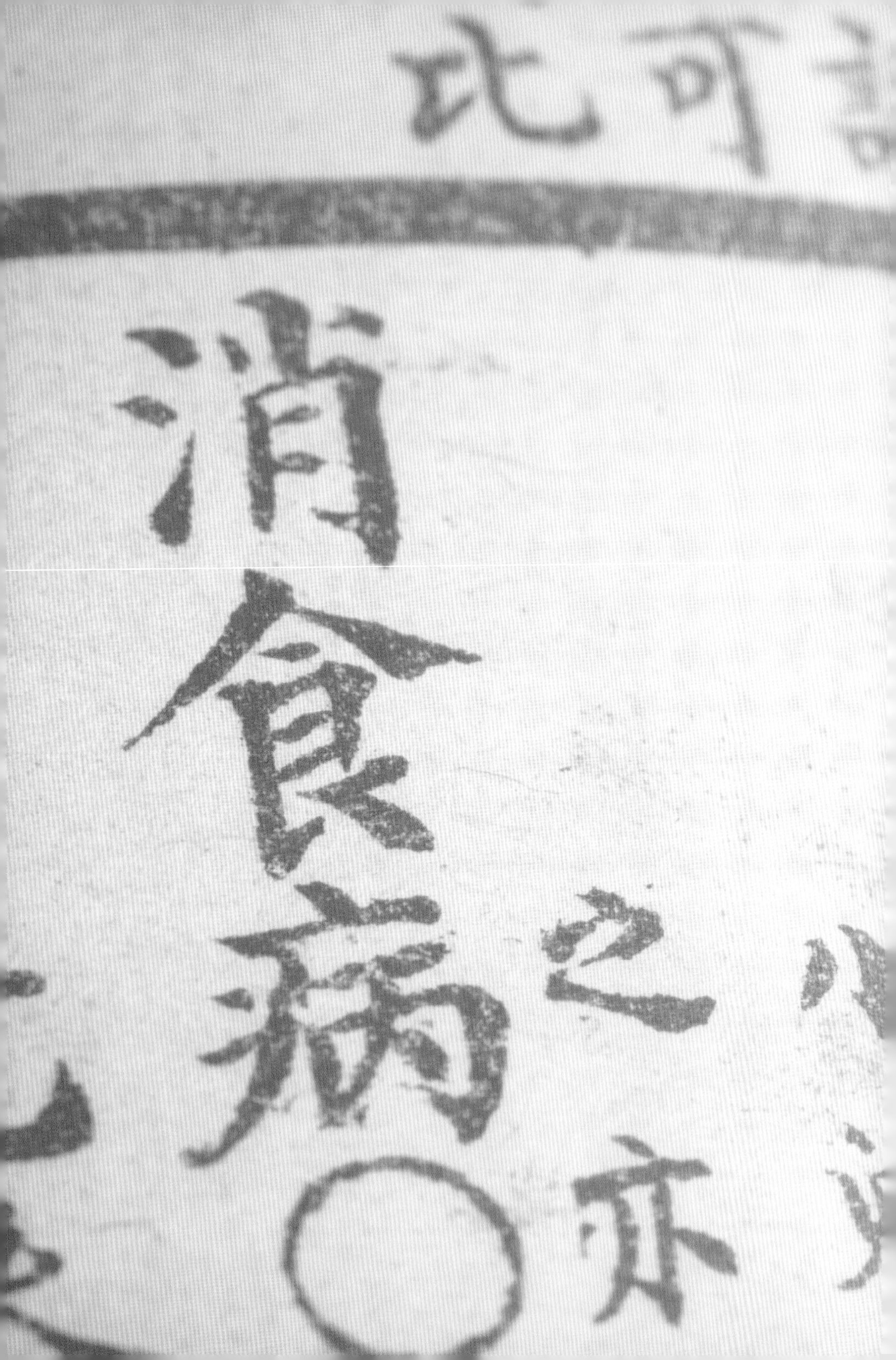

消食病

之亦

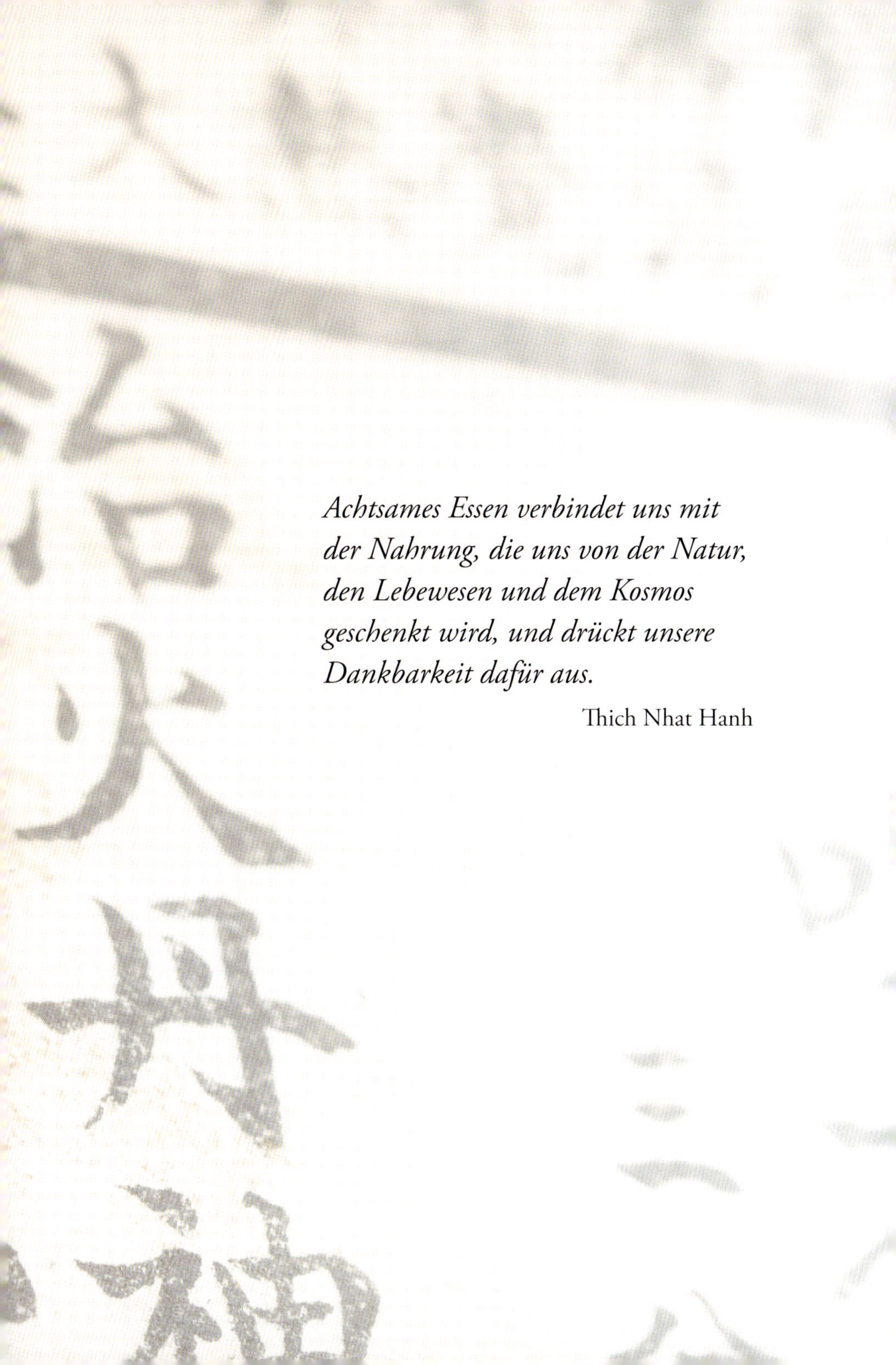

Achtsames Essen verbindet uns mit der Nahrung, die uns von der Natur, den Lebewesen und dem Kosmos geschenkt wird, und drückt unsere Dankbarkeit dafür aus.

Thich Nhat Hanh

Vorwort

Stellen Sie sich einmal folgende Fragen:

- Was wäre für mich und meine Familie das Allerwichtigste, um für Gesundheit und Wohlbefinden zu sorgen?
- Was kann ich meinem sozialen Umfeld oder meiner Familie anbieten, um gemeinsam etwas zu kreieren?
- Was kann ich tun, um die Nahrungsmittelproduktion und damit das Klima zu verbessern?
- Was will ich meinen Kindern im Leben mitgeben?
- Wie kann ich unabhängiger von der Konsumgesellschaft werden?
- Wie gelange ich zu einem tieferen Verständnis meines Körpers, der Erde und den zusammenhängenden Kreisläufen der Natur?

Auf alle diese Fragen können Sie antworten:
Ich kann selbst kochen.

Ich schätze mich glücklich, in einer Familie aufgewachsen zu sein, in der es selbstverständlich war, dass gutes, selbst gekochtes Essen nicht nur wertvoll, sondern die Grundlage für ihr Wohlergehen war. Schon früh wurden mir die Möglichkeiten und Einsatzbereiche von Nahrungsmitteln bei diversen Wehwehchen aufgezeigt und auch erfolgreich angewandt.

Im Zuge meiner Ausbildung als Ernährungsberater und Berater nach der Traditionellen Chinesischen Medizin (TCM) habe ich erst verstehen gelernt, was und vor allem warum meine Mutter etwas in ihrer Kochkultur getan hat. Darüber hinaus erwarb ich durch das Eintauchen in die Welt der Ernährung kostbares Wissen über mich selbst, über die Natur, die Wandlungsphasen und Zusammenhänge auf der Erde. Ich erlangte die Fähigkeit, mich selbst als einen Teil des Prozesses zu sehen, als Menschen zwischen Himmel und Erde, als Geschöpf, das kosmische Energie über Atmung und Nahrung transformiert. Damit noch nicht genug, ich gelangte zu einem Wissen, das mir ermöglichte, Symptome zu differenzieren, Ungleichgewichte mit Pflanzen auszugleichen und meine Familie zu behandeln. Ich kann mich nicht erinnern, mit meinem 12-jährigen Sohn jemals wegen einer Erkrankung ärztliche Hilfe in Anspruch genommen zu haben. Die Tradition der Naturmedizin und die traditionelle Küche ermöglichen uns, Gesundheit, Rituale, Gemeinschaft, Rhythmen, Zusammenhänge, Selbstvertrauen, Bakterien, bäuerliche Betriebe und vieles mehr aufzubauen und zu verstehen. Kann man die Welt „verstehen", ohne sich selbst zu verstehen? Und gibt es ein „Ich" ohne alle anderen notwendigen Phänomene da draußen?

Es ist sehr befriedigend, für die eigene Gesundheit sorgen zu können, die eigenen Speisen und Getränke so zu gestalten, wie es individuell sinnvoll ist. Wenn man zusätzlich noch die Nahrungsmittel wie auch die Zubereitungsarten versteht und richtige Kombinationen wählt, ist das ein großer und wichtiger Schritt in Richtung Selbstversorgung. Um uns bewusst zu machen, was uns wirklich nährt, was Nahrung wirklich sein kann, ist es notwendig, wieder in die eigene Küche, wenn möglich in den eigenen Garten und zu einer unabhängigen, authentischen, zutiefst menschlichen Tätigkeit zurückzukehren: dem Kochen.

Unsere moderne Welt drängt die Gesellschaft in begrenzte Arbeitsrollen. Jede/r soll ihre/seine gewisse spezielle Arbeit ausführen oder etwas herstellen und die restliche Zeit mit dem Konsumieren oder Outsourcen an sich wichtiger Dinge verbringen. Für Mahlzeiten ist beispielsweise das Restaurant oder der Supermarkt zuständig, für

unsere Gesundheit die Ärztin oder der Arzt, für unsere Unterhaltung die Kulturschaffenden, also etwa das Fernsehen, Kino, Theater oder das Internet. Wenn es uns psychisch nicht gut geht, wenden wir uns an eine Psychotherapeutin oder einen Psychotherapeuten oder lassen uns Pharmazeutika verordnen. Wir haben verlernt, selbst für diese Dinge zu sorgen, da es dafür Spezialistinnen und Spezialisten gibt und wir ohnehin schon mit unserer Arbeit überfordert sind. Unsere Welt bildet keine Rahmenbedingungen mehr aus, um uns erkennen zu lassen, wo unser Verantwortungsgebiet anfängt und wo es aufhört, welche Handlungen wir selbst setzen sollten und was zu einem guten Leben gehört.
Ich glaube, dass weite Bereiche unserer physischen und psychischen Gesundheit und Ernährung in unserer Verantwortung liegen und auch nicht abgegeben werden können. Tagtäglich erzählen mir meine Klientinnen und Klienten von ihren teils jahrzehntelangen Leiden, und ich nehme die Entwicklungen und Interventionen wahr, die „außen" und von „innen" geschehen sind. Ich höre auch, was geholfen hat und was nicht. Oft fungieren Therapeutinnen und Therapeuten, Ärztinnen und Ärzte nur beratend und erteilen mehr oder weniger entscheidende Hinweise und Empfehlungen. Sie können mit viel teurem Equipment Diagnosen stellen und mittelfristig Medikamente verabreichen, die gut und notwendig sind. Für eine grundlegende Heilung gilt es jedoch, die Natur und die Wurzel der Erkrankung zu erkennen. Eine langfristige Heilung ist am ehesten durch die Veränderung und die Einsicht der Klientinnen und Klienten möglich, also aus dem eigenen Tun heraus. Oft sind es Dinge, die mit dem Gesundheitsfaktor Nummer eins zusammenhängen: der Ernährung. Selbst zubereiten, selbst verantworten, Veränderungen zulassen, produzieren statt konsumieren ist meine Empfehlung. Der Wirkkreis Küche hat dazu jedenfalls eine große Bedeutung.

Im Laufe meiner langjährigen Tätigkeit als Ernährungs- und TCM-Berater ist von meinen Klientinnen und Klienten immer wieder der Wunsch nach einem schriftlichen Leitfaden über meinen Zugang zu Lebensmitteln und Ernährung geäußert worden. Ich habe immer argumentiert, dass es bereits unzählige Bücher zu diesem Thema gibt.

Mir ist jedoch aufgefallen, dass kaum konzeptübergreifende Informationen zu finden sind. Es liegen viele Bücher über TCM-Ernährung vor, über vegane, rein pflanzliche Ernährung, Kochbücher nach Ayurveda oder wissenschaftliche Werke mit ausführlichen Tabellen über Inhaltsstoffe und mit westlichen, analytischen Zugängen. Ein Buch, in dem altes traditionelles Wissen mit modernen Erkenntnissen und zeitgemäßen Informationen kombiniert wird, ist kaum zu bekommen. Das spiegelt sich im Zugang der Menschen zu ihrer Ernährung wider, es wird vorwiegend in östlich-traditionellen und westlich-biochemischen Lagern gedacht und gehandelt. Oberflächlich betrachtet erscheinen die Systeme wie Parallelwelten, da es keine gemeinsame Sprache gibt. Ein Anliegen dieses Buches ist es, diese Lücke zu schließen und ein umfassendes Verständnis zu vermitteln.

Gesunde Ernährung ist hochaktuell. Wir leben in einer Zeit, in der unsere Widerstandsfähigkeit gegenüber äußeren Einflüssen Thema ist. Dieses Buch ist eine Erinnerung an die gegenseitige Abhängigkeit aller Lebewesen voneinander und die Notwendigkeit, jedes Verhalten zu überdenken, das anderen Wesen und unserem Planeten schadet. Wir müssen auf unseren Umgang mit Tieren, mit unserer Umwelt, mit Pestiziden, mit der Verschmutzung und Ausbeutung des Planeten achten. Unser Wasser, unsere Nahrungsmittel und das Mikrobiom unserer Erde sind in Gefahr. Wir müssen dringend handeln und wieder zu einem Gleichgewicht zurückkehren. Es existiert nur diese eine Erde, die uns am Leben erhält. Unsere Ernährung und die Nahrungsmittelbeschaffung sind dringende und wichtige Grundthemen, gerade jetzt.
Es ist mehr als bedauerlich, dass die Gesundheit in diesem Zusammenhang von den Medien und der Politik ausschließlich mit laborbasiertem Wissen, Gesetzen und Symptom-Bekämpfungsmaßnahmen diskutiert wird. Den Menschen wird Angst gemacht und durch den Staat das Gefühl der Machtlosigkeit und Abhängigkeit suggeriert.
Ich habe den Eindruck, dass die Menschheit immer mehr in eine Situation gerät, wie sie bereits in Tierfabriken vorzufinden ist. Unsere „Vorsorge" besteht aus Testen, Impfen, physischer Distanz und Maske. Tiere in der Massentierhaltung werden prophylaktisch geimpft und

tonnenweise mit Antibiotika versorgt. Die Pharmaindustrie versucht dadurch, das Immunsystem zu ersetzen. Jeder kleinste eingeschleppte Keim kann jedoch eine Epidemie auslösen und Tausende Tiere töten. Am Ende schaffen es die Tiere gerade noch zur Schlachtbank. In einer natürlichen Umgebung könnten sie keine Woche überleben, da sie die Vielfalt der Organismen und Klimabedingungen aufgrund ihres schlechten Immunsystems nicht mehr ertragen. Die pharmazeutische Vorsorge kann niemals das leisten, was ein natürliches Immunsystem vermag.

Die Traditionelle Chinesische Medizin, die heimische Naturheilkunde wie auch ganzheitlich gedachte Lebenskonzepte und deren Lebensphilosophien hätten ausreichend Möglichkeiten für eine ursachenbasierte Hilfe. Nur eine natürliche und gesunde Vorstellung darüber, was Gesundheit wirklich bedeutet und was dafür notwendig ist, kann uns langfristig helfen. Wir müssen uns das naturheilkundliche traditionelle Verständnis und das Wissen darüber, welche Lebensmittel wir wann brauchen, wieder aneignen, um unser Immunsystem zu stärken und Krankheiten vorzubeugen und zu behandeln.

In Bezug auf die Gesundheitsversorgung würden alle Menschen von einem medizinischen Pluralismus und einer Synthese alter und neuer Wissenschaften profitieren. Dieser Pluralismus würde unser Gesundheitssystem entlasten und den Patientinnen und Patienten Zugang zu individualisierten Gesundheitsoptionen aus verschiedenen medizinischen Disziplinen verschaffen. Wir wissen immer mehr, was Biomedizin leisten kann und was nicht. Die Schulmedizin ist starr, beschränkt und bezieht viele Faktoren des Menschlichen nicht mit ein. Ein neues ganzheitliches Denken ist erforderlich.

Zudem ist es unbedingt notwendig, den Nahrungsmittelbereich aus der Wettbewerbswirtschaft herauszuholen. Lebensmittel müssen neu bewertet werden, wir brauchen mehr Verantwortungsbewusstsein für die Landwirtschaft und die Zukunft unserer Böden. Unsere Erde ist als Spiegelung unseres körpereigenen Mikrokosmos „Darm“ zu verstehen. Solange sie nicht gesund ist, werden wir und unsere Immunsysteme auch nicht gesund sein. Das gehäufte Auftreten gewisser Erkrankungen (Autoimmunerkrankungen, Krebs, chronische Erkrankungen wie Schilddrüsenprobleme, degenerative

Gehirnerkrankungen usw.) gibt uns ein Bild über den Zustand unserer Gesellschaft im Zusammenhang mit der Umwelt.

Die Veränderung muss aber auch bei uns, in unserem Einkaufsverhalten und in unseren Küchen, stattfinden. Die Verantwortung über unsere Gesundheit ist nicht an ein System, eine Ärztin, einen Arzt oder das Angebot im Supermarkt delegierbar. Immer wieder erlebe ich Klientinnen und Klienten mit langwierigen, komplexen oder chronischen Erkrankungen, die auf ihr Ernährungsverhalten zurückzuführen sind. Viele dieser Menschen haben sich wenig um ihre Nahrungsaufnahme gekümmert und allein auf die Hilfe der Schulmedizin vertraut. Unser Gesundheitssystem würde ich eher als „Krankensystem" bezeichnen, es bietet kaum Anreize und Anleitungen für präventive Selbsthilfe. Aber gerade hier liegt der Schlüssel zur Volksgesundheit. Die vielversprechenden Entwicklungen unserer Hightech-Medizin waren in diesem Punkt wenig hilfreich und haben langfristig wie ganzheitlich gesehen den Gesundheitszustand unserer Bevölkerung nicht verbessert. Es ist ein Paradox, dass Ärztinnen und Ärzte im Fächerkanon ihrer Ausbildung nicht eine Stunde über die Grundlagen der Gesundheit durch Ernährung aufgeklärt werden. Für mich ist die Naturheilkunde unsere Medizin, die Schulmedizin die Alternativmedizin. Würden wir alle über die Möglichkeiten der Naturheilkunde und Ernährungsmedizin Bescheid wissen, bräuchten wir viele teure Therapien und Medikamente der Schulmedizin nicht. Gegenwärtig erleben wir allerdings eine dramatische Verschlechterung unserer Nahrungsmittel.
In meiner Praxis und in meinem Umfeld sehe ich immer wieder, dass richtige Nahrung und eine konsequente Umstellung auf pflanzliche Nahrungsmittel großartige Verbesserungen herbeiführen können. Die Menschen werden dadurch nicht nur körperlich gesünder, sondern auch psychisch stabiler. Sie haben plötzlich mehr Energie, strahlen wieder, riechen besser, schlafen besser, die Haut wird schöner, Schmerzen verschwinden usw. Richtig und gezielt eingesetzte Lebensmittel sind eine äußerst effektive Medizin und die Basis unserer Gesundheit. Aus meiner Sicht werden unsere Nahrungsmittel, unser Wasser und Heilkräuter die entscheidenden Faktoren für die Zukunft unserer Menschheit sein.

Inhalt

Wo stehen wir?

Traditionelle Chinesische Medizin

Darmgesundheit und Diagnose

Mit bewusster Ernährung zu einem gesunden und nachhaltigen Leben

Nahrungsmittel im Porträt

Fasten

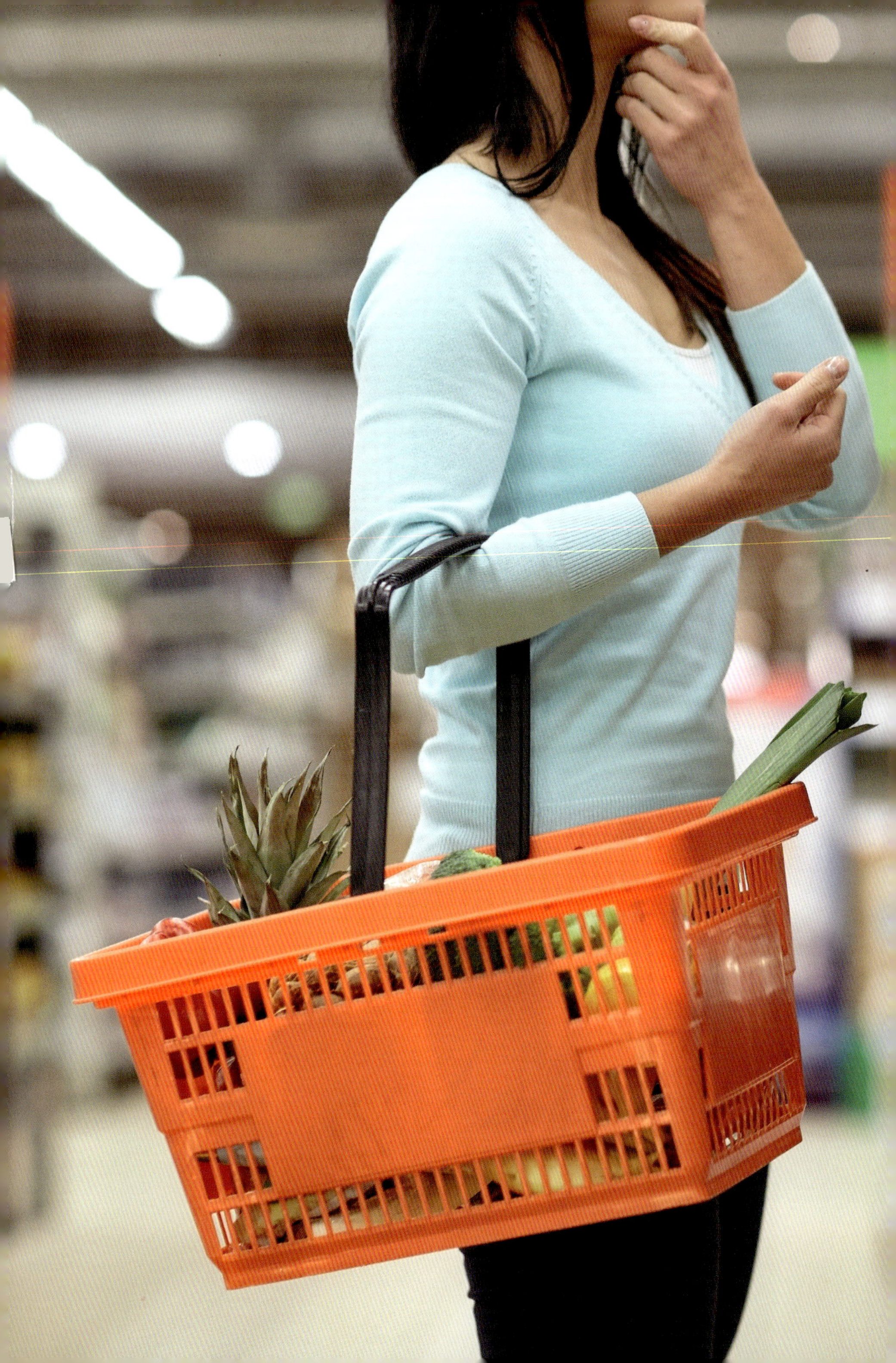

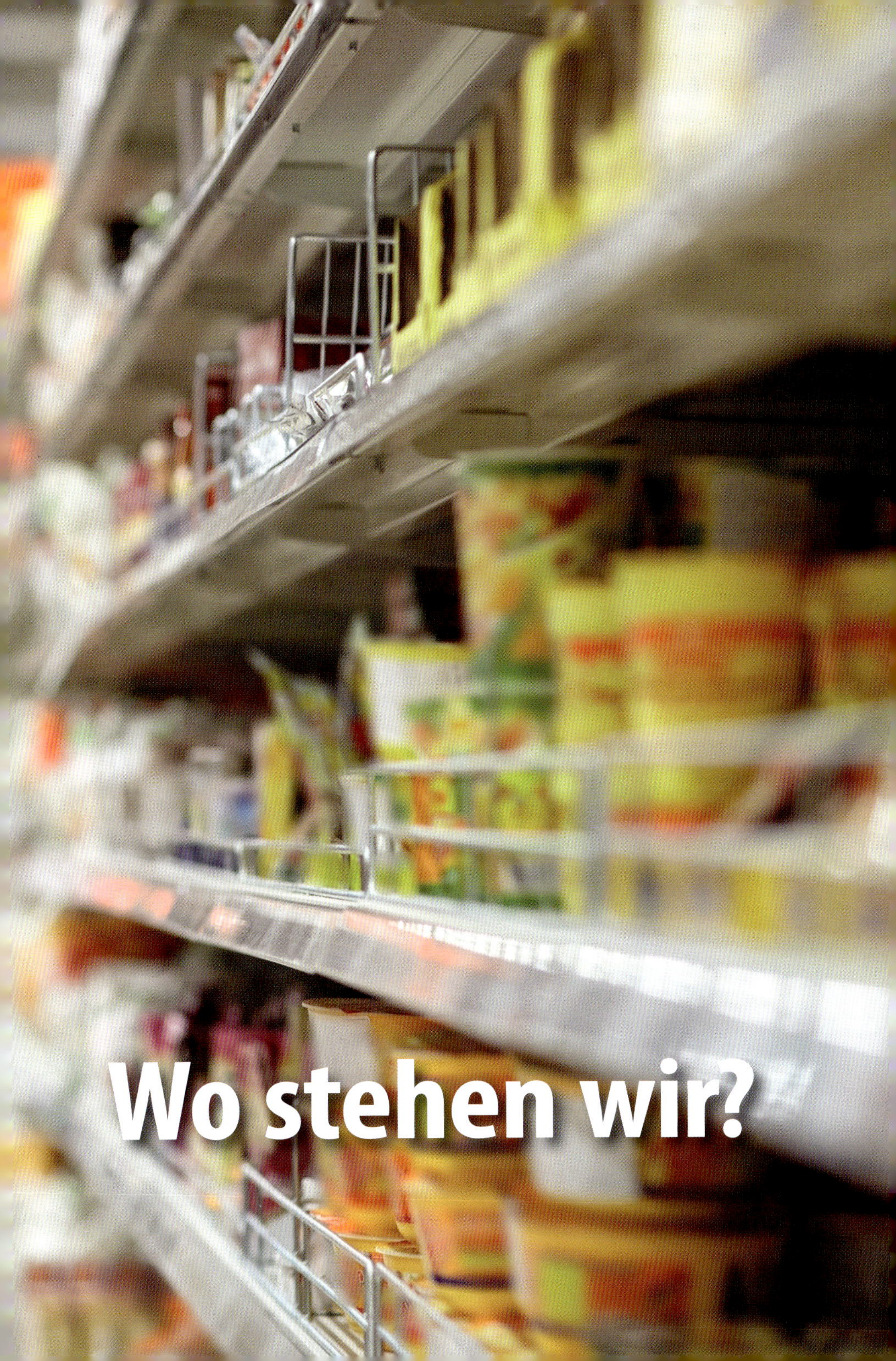

Wo stehen wir?

Unser Ernährungssystem ist krank

Tonnen an Obst und Gemüse werden auf heimischen Feldern oder in Supermärkten vernichtet sowie klimaschädlich über weite Wege importiert. Heimische Bauern stehen unter enormem Konkurrenzdruck und in den Import-Herkunftsländern werden ganze Gebiete zerstört und Menschen ausgebeutet. Nahrungsmittelkonzerne verkaufen uns unser eigenes Wasser und patentieren Pflanzen aus Profitgier. In den Ställen, Schlachthäusern und bei Transporten spielt sich unglaubliches Tierleid ab. Die weltweite Massentierhaltung ist für die Gesundheit des Menschen eine immer größere Gefahr und unsere industrialisierte, denaturierte Lebensmittelindustrie leistet einen großen Beitrag dazu, dass wir an Müdigkeit, Allergien, Nährstoffmangel, chronischen Krankheiten und Krebs leiden. So kann es nicht weitergehen!

Man kann es drehen und wenden, wie man will: Möchten Sie langfristig gesund werden oder bleiben? Dann sind gesunde, frische und biologische Nahrungsmittel und ihre richtige Zubereitung unverzichtbar. Die Ernährung ist und bleibt die Basis unserer Gesundheit. Viele Menschen glauben, dass es einen bequemeren, einfacheren und vermeintlich billigeren Weg zur Ernährung gibt. Selbst am Herd zu stehen, ist für viele keine Option mehr. Als Alternative wird Fertignahrung aus industrieller Erzeugung und geliefertes Essen vom Inder nebenan serviert. Langfristig gesehen ist das nicht gesund. Durch den Konsum von zu viel ungesunden Fetten, Weißmehl und Zucker leiden bereits mehr als 30 Prozent der Menschen an den Folgen von Nährstoffmangel und chronischen Erkrankungen.[1] Hinzu kommt, dass sich in den letzten 50 Jahren der Geschmack und die Mikronährstoffe unserer Lebensmittel messbar verändert haben, glaubt man dem Biochemiker Donald Davis. Er geht bei Obst und Gemüse von einem gemittelten Mineralstoffverlust von bis zu 40 Prozent aus.[2] Ähnlich verhält es sich bei Vitaminen und Proteinen. Orangen weisen im Vergleich zu früher nur noch 10–15 Prozent an Vitamin C auf, Tomaten haben 75 Prozent ihres Kalzium-Gehalts verloren und Brokkoli enthält 80 Prozent weniger Kupfer.[3] Selbst bei Bio-Nahrungsmitteln soll die Tendenz nicht wirklich besser sein.

Anderen Quellen zufolge sind die Ursachen des Nährstoffmangels in schlechten Böden, falscher Düngung, mangelnder Diversität, unnatürlicher Züchtung, fehlender Reife, langer Lagerung und Transport usw. zu suchen.[4] Ein Nährstoffmangel kann auch aufgrund einer falschen Zusammenstellung der Nahrung oder schlechter Resorptionseigenschaften unserer Verdauungsorgane entstehen. Statt auf Standard-Supermarktware zu setzen, empfehle ich, alte Sorten aufzuspüren sowie neue lokale Einkaufsmöglichkeiten zu nutzen. Sie werden es selbst bemerken, die Nahrungsmittel schmecken besser und intensiver.
Darüber hinaus verfolgen viele den Trend zu Nahrungsergänzungsmitteln. Meinem Verständnis nach ist es nicht das Gleiche und außerdem sind diese sehr teuer. Einige Forscher sehen die Zukunft der Landwirtschaft sogar im Anbau von Nahrungsmitteln auf Nährlösungen. Auch das Züchten von Insekten steht auf der Liste der Zukunftsvisionen. Aber sind das wirklich ganzheitliche, brauchbare Lösungen? Sollten wir nicht besser wieder zu einer regionalen, kleinteiligen, biologischen Landwirtschaft zurückkehren? Sollten wir der gesunden Ernährung nicht wieder einen wichtigen Platz einräumen? Lassen wir unsere Küchen wieder zu einem Platz der Freude, Gesundheit, des Geschmacks und Gemeinschaft der Familie werden.

Kochen ist mehr als Nahrungszubereitung

Wenn Sie mich fragen, gibt es nichts Schöneres, als für meine Familie und mich zu kochen. Es ist entspannend und bereitet Freude, besser als jede Büroarbeit oder Beschäftigung „im Außen". Man kann mit

den eigenen Händen Großartiges zaubern, die Kinder miteinbeziehen und in Verbindung mit sich und seinen Nächsten treten. Wie kam es nur so weit, dass wir selbst kochen als verlorene Zeit ansehen? Wer hat unsere Küchen zu Fast-Food-Aufbereitungszonen verkommen lassen? Überlegen Sie einmal, mit welchen Glaubenssätzen Sie das Zuhausesein und das Kochen verbinden. Was ist schiefgelaufen, dass wir es negativ besetzen?
Einer meiner TCM-Lehrer hat das auf absurde Weise auf den Punkt gebracht: „Es ist gut, dass es die Mikrowelle gibt, denn wenn du sie benutzt, lebst du nicht so lange, also musst du Zeit sparen."

Im Zuge meiner Beratungstätigkeit bin ich sehr oft mit den Auswirkungen von falscher Ernährung konfrontiert. Sogar gebildete Menschen leiden an chronischen Krankheiten, die mit Medikamenten nicht adäquat behandelt werden können. Sie wissen zwar alles über die Krankheiten, können aber keinen Zusammenhang zwischen den Krankheiten und ihrem Leben, der Natur und ihrer Ernährung herstellen. Sie sind nicht fähig, eine gute Suppe oder einen gesunden Brei für sich oder ihre Kinder zu kochen. Ihre Kinder haben Verdauungsprobleme, Neurodermitis oder ein schwaches Immunsystem. Es scheint sich um eine Parallelwelt zu handeln, in der das Befinden des Körpers mit dem, was man ihm zuführt, nichts zu tun hat. Eine gesunde Ernährung und Lebensweise kann man sich meiner Meinung nach nur schwer oder gar nicht anlesen. Sie ist vielmehr eine Kultur oder Tradition, die man übernimmt. Ernährung hat viele Aspekte: die Auswahl der Lebensmittel, der achtsame Einkauf, die eigene liebevolle Zubereitung, das gemeinsame Essen. Es sind nicht nur die Inhaltsstoffe, die wir messen können, es ist viel mehr, das uns ernährt. Die Riten, die Religionen, die Kombinationen von Lebensmitteln sind ein Ausdruck unserer Identität. Man könnte es als Ergebnis einer biokulturellen Evolution bezeichnen, über Tausende von Jahren angesammelt, deren „Sinn" gelegentlich von der heutigen Wissenschaft erst im Nachhinein verstanden wird. Es gibt einen Grund, warum in Mexiko Mais meist mit Bohnen kombiniert wird. Die Asiaten wissen, warum die Sojabohne auf jeden Fall fermentiert werden sollte. Soja pur würde die Vitamin- und Mineralstoffaufnahme des Körpers blockieren und das Hormonsystem stören. Das Ernährungswissen der Traditionen ist lange geprüft und entspricht einer hohen Weisheit, die wir nicht achtlos gegen moderne pseudowissenschaftliche Trends austauschen sollten.

Als Ernährungsberater praktiziere ich mündlich übertragenes Wissen von meinen Lehrerinnen und Lehrern und all das, was ich von meinen Eltern darüber erfahren und selbst erlebt habe. Wissen ist das eine, Weisheit etwas anderes. Weisheit kommt aus der Seele, aus dem Herzen der Menschheit, sie ist die Anwendung und Praxis von Wissen, integriert als persönliche Erfahrung. Ein volkstümliches Gedicht, das ich einst vom 5-Elemente-Koch Horst Golser erhalten habe, dient mir als Leitfaden und verdeutlicht die Vielseitigkeit und zugleich Einzigartigkeit sowie den Zauber des Kochens.

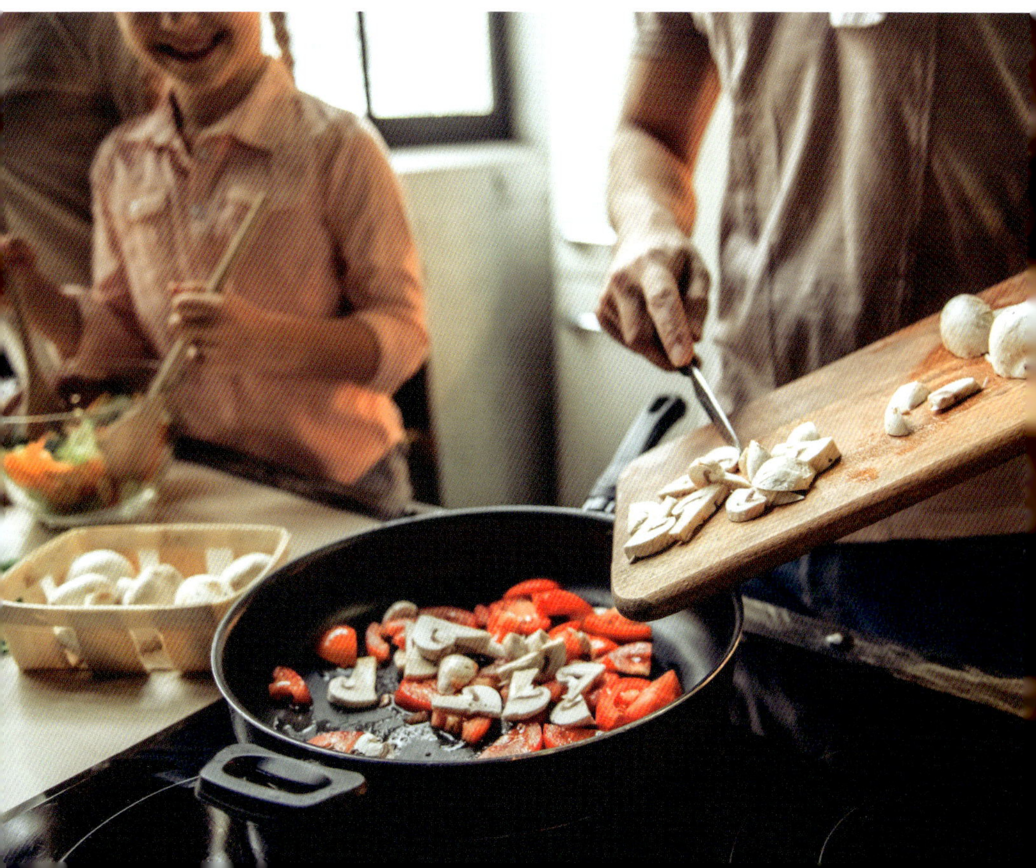

Der Koch

Ist Magier,
in dessen Zauberkessel sich die Elemente
in einem Alchemie-Prozess zu einer neuen Einheit verbinden.

Ist Gelehrter,
der um die Wirkung der einzelnen
Ingredienzien Bescheid weiß.

Ist Künstler,
der aus verschiedenen Geschmacksnoten
Gedichte zu komponieren versteht.

Ist Architekt,
der durch die Gestaltung des Ambientes
dem Essen einen würdigen Rahmen verleiht.

Ist Priester,
der es versteht, göttliche Kraft
in die Nahrung einfließen zu lassen.

Ist Narr,
der mit kindlicher Unbefangenheit
scheinbar zufällig neue Gerichte kreiert.

Ist Liebender,
weil er es versteht, dass die gesunde Ernährung Wohlbefinden des
Geistes erlaubt und die Grundlage entspannender Momente ist.

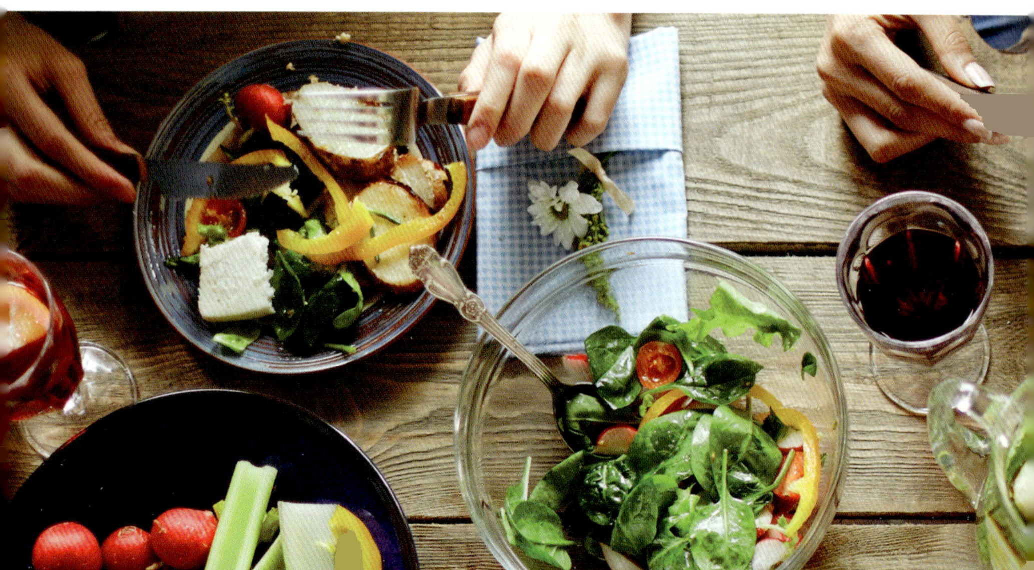

Weniger ist mehr!

Das Leben lehrt, dass es uns nicht glücklicher macht, wenn wir tun und lassen können, was wir wollen. Im Gegenteil, die Ursachen von Leiden sind Ignoranz, Egozentrik und negative Gedanken. Glück ist etwas, das wir nicht von außen zuführen können, wenn, dann nur kurz, aber keinesfalls dauerhaft. Es ist eine bereits vorhandene Qualität in uns, die wir kultivieren müssen. Ein Grundstein für Glück ist, uns von schädlichen Zwängen unabhängig zu machen, etwas aufzugeben und damit in unserem Geist Freiheit zu schaffen. Glück bedeutet auch, etwas nicht zu tun, was anderen Lebewesen, einschließlich unserer Erde als lebendem Organismus, schadet. Unser Konsumverhalten bietet dafür ein breites Anwendungsgebiet.

Wir müssen uns von der Vorstellung trennen, dass der Verzicht auf einzelne Produkte, wie etwa Zucker, Schokolade, Fleisch, Fertigprodukte etc., ein Verlust von Freiheit oder Lebensfreude ist. Das sind alteingesessene Glaubenssätze, an denen wir festhalten, sie sind ein Zwang, der unsere Freiheit einschränkt. Gerade der Verzicht auf diese Nahrungsmittel kann zu einem Gewinn an Lebensqualität und Unabhängigkeit führen, das kann man nur erleben, indem man es probiert. Außerdem: Wir essen viel zu viel, weil wir nicht gut kauen, weil wir „verzuckert" sind und weil unsere Nahrungsmittel durch die Industrialisierung arm an echten Nährstoffen sind. Die Herstellung

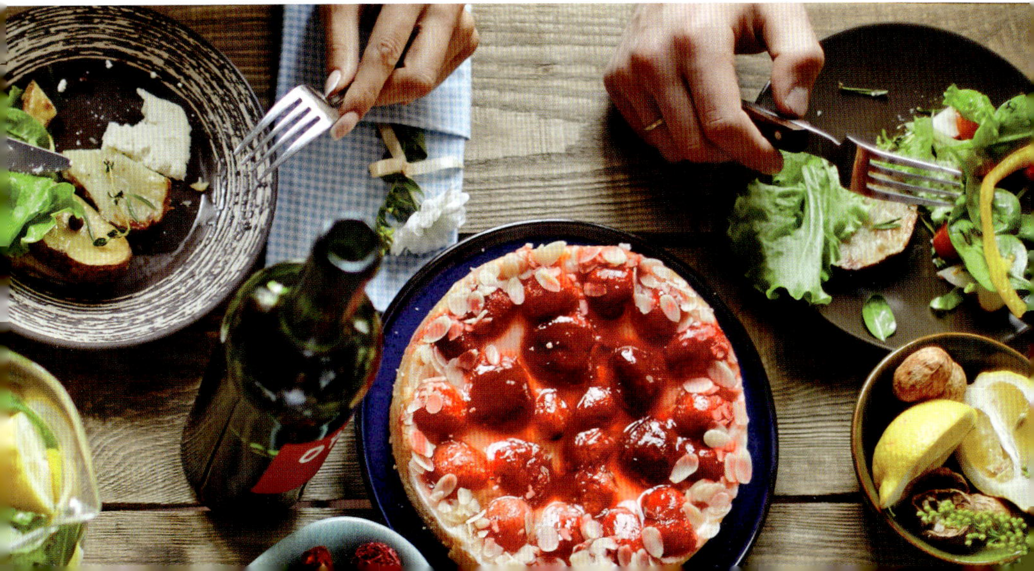

tierischer Lebensmittel ist in Bezug auf Wasserverbrauch, Landnutzung und Futtermittelverwertung weder ökonomisch noch ethisch vertretbar. Die Anbauflächen der Erde sind begrenzt, die steigende Weltbevölkerung macht es notwendig, eine Veränderung unserer Ernährung vorzunehmen, allein, um die Nachhaltigkeit der Böden und Wälder zu gewährleisten.

Pflanzliche Nahrung als Lösung?

Immer mehr Menschen verzichten auf Fleisch und Fisch und leben mittlerweile vegetarisch oder vegan. Nach vielen Jahren der Beschäftigung mit Lebensmitteln kann ich dies nur gutheißen und zu einer rein pflanzlichen, sogar veganen Ernährung raten. Das bedeutet konkret: sehr viel Gemüse (auch Rohkost), Obst, Beeren, viele frische Kräuter, Gewürzmischungen, Samen, Sprossen, Keimlinge und eine kleine Menge an Kohlenhydraten wie Kartoffeln und glutenfreie Alternativen wie Quinoa, Amaranth, Buchweizen, Hirse, Hafer und Naturreis. Nüsse, Leinsamen, Sesam, Chiasamen, Bohnen, Kichererbsen und Linsen liefern hochwertiges Eiweiß in pflanzlicher Form. Statt Kuhmilch empfehle ich Milchersatz aus Hafer, Mandeln, Reis, Kokos oder Hirse. Viele Studien und Ernährungsgesellschaften weltweit erkennen mittlerweile eine rein pflanzliche Ernährung als gesunde Alternative zur herkömmlichen Mischkost an. In den alten religiösen Traditionen wie im Daoismus oder Buddhismus war der Verzicht auf Fleisch- und Milchprodukte bereits vor Tausenden Jahren populär. Viele Menschen, die danach lebten, haben von ganz einfachen, kargen Mahlzeiten am Tag bis ins hohe Alter gesund gelebt. Wir können also darauf vertrauen, dass wir rein pflanzlich gut, wenn nicht sogar gesünder leben können.

Die Lebensmittelindustrie

Ich habe den Eindruck, dass unsere Ernährung, bevor sie zur Wissenschaft geworden ist oder von Konzernen und der Werbung manipuliert wurde, ganz in Ordnung war. Jene Nahrungsmittel, die unsere Großeltern und Urgroßeltern auf dem Teller hatten, waren vermutlich gesünder als jene, die wir heute nach so viel „Aufklärung“ zu uns nehmen. Die Erfahrung der Traditionen, der gesunde Hausverstand und die kulturelle Überlieferung haben genügt, um gesundes Essen zu kochen. In den 1960er-Jahren ist es aufgrund der Industrialisierung der Landwirtschaft dann schwierig geworden. Ab diesem Zeitpunkt sind die Nahrungsmittel aus unseren Supermärkten fast verschwunden und etwas anderes, das man auch essen kann, hat die Regale gefüllt. Diese nahrungsähnlichen Produkte wurden von den Ernährungswissenschaften und der EU abgesegnet. In den Regalen, wo sich früher Gemüse, Fleisch und Getreide befanden, leuchteten bunte Etiketten auf schönen Verpackungen. Tierische Fette wurden auf einmal für schlecht befunden und durch gehärtete Pflanzenfette ersetzt. Weizen, Mais und minderwertiges Auszugsmehl (nicht mehr gängige Bezeichnung für Weizenmehl Type 405) waren günstig verfügbar, Milchprodukte und Zucker in rauen Mengen. Künstliche Geschmacksverstärker betrogen unsere Sinne. Chemische Substanzen zur Aufzucht von Tieren und Pflanzen wurden eingeführt und finden sich nach wie vor in unserem Essen. Monokulturen statt kleinteilige Landwirtschaft waren auf einmal möglich.

Eine Zeit lang war laut damaligen Studien Milch unverzichtbar für die Knochengesundheit. Das Fleisch unverzichtbar für das Wachstum unserer Muskeln. Für die Menschen wurde vieles leistbar, aber auch unübersichtlich und verwirrend. Die Milliarden-Euro-Lebensmittel-Marketingmaschine und die ständig sich verändernden Erkenntnisse der Ernährungswissenschaft trieben und treiben die Menschen noch immer in ein unübersichtliches Feld an sich widersprechenden Informationen. Sind Omega-3-Fette nun gesund oder schädigen sie vielmehr unser Gehirn, da die Fische mit Quecksilber verseucht sind? Wie viel und welche Fette sind gesund? Ist das Glas Rotwein

am Abend doch nicht gesund? Machen Light-Produkte doch nicht schlank? Macht Schokolade doch nicht glücklich?
Je mehr wir die Inhaltsstoffe erforschten, desto ungesünder wurde auf Dauer unsere Ernährung, das große Ganze, der Blick auf die Weisheit der Tradition, ging verloren. Die westliche Ernährung brachte eine ganze Reihe an neuen Erkrankungen mit sich: Übergewicht, Diabetes, Herz-Kreislauf-Erkrankungen und Krebs.
Die Ernährungswissenschaften sind unverzichtbar, sie haben uns wichtige Fragen beantwortet und im Detail bedeutende Erkenntnisse gewonnen. Unsere Ernährung ist jedoch etwas sehr Komplexes und Facettenreiches. Nur weitere Informationen wie die Geschichte, die Traditionen und Kulturen sowie die Naturheilkunde können zu einem gemeinsamen Sinn führen. Ernährung hat auch eine spirituelle Komponente, es geht nicht nur um die Aufnahme von Inhaltsstoffen. Wenn dem so wäre, hätte man sicher schon eine Ernährungspille erfunden, die das Essen ersetzt. Selbst in der modernen Medizin ist es bis heute nicht gelungen, Menschen im Krankenbett langfristig künstlich zu ernähren.

Es hat den Anschein, als gäbe es mittlerweile einen generellen Zwiespalt zwischen östlichem und westlichem Wissen sowie zwischen traditioneller und moderner Wissenschaft. Wir Menschen in unserem materialistischen System neigen dazu, modernes Wissen als Fakt, als richtig einzustufen. Mich überrascht immer wieder der Glaube der Gesellschaft an die aktuellen wissenschaftlichen Erkenntnisse. Es scheint daran wenig Zweifel zu geben. Kritische Fragen werden meist nicht gestellt. Dabei vergisst man häufig die Tatsache, dass das, was heute in Labors und Forschungseinrichtungen bestätigt wird, morgen schon wieder alt sein kann. Haben Sie schon einmal darüber nachgedacht, dass das, was wir nicht wissen, vielleicht wesentlich größer ist als das, was wir wissen? Unsere westliche Wissenschaft bildet nur das ab, was wir wissen.
Stellen wir uns einmal vor, wie derzeit aktuelle Methoden in fünfzig oder hundert Jahren praktiziert werden. Vermutlich werden wir – oder unsere Kinder – über das, was wir heute als wissenschaftlich bezeichnen, laut lachen. Besonders in der Medizin und in der

Ernährungswissenschaft wird das der Fall sein. Etwas anders verhält es sich mit dem traditionellen Wissen. Die Menschheit hat in Tausenden von Jahren weitreichende Erfahrungen über Kreisläufe, Energien, Nahrung, Arzneien, wiederkehrende Wandlungsphasen, spirituelle Kräfte, kausale Zusammenhänge, empirische Beobachtungen, Gesetzmäßigkeiten der Natur, Heilwirkungen von Pflanzen usw. zusammengetragen und über einen sehr langen Zeitraum hinweg immer wieder geprüft. Dieses Wissen hat also einen bestimmten Wahrheitsgrad erreicht und ist für mich die eigentliche Weisheit, auch wenn dies mit unseren modernen Methoden nicht untersucht oder bestätigt werden kann.

Was unsere Ernährung, unsere Heilkräuter und unsere Medizin anbelangt, sollten moderne Erkenntnisse aus dem Labor kritisch hinterfragt werden. Besonders in einer Zeit, in der Studien mit Geld und Vorgaben von Lebensmittelkonzernen und Interessensgruppen in Auftrag gegeben werden. Traditionelles Wissen gehört uns allen und ist das Kapital der Menschheit. Ein Grundwissen jeder und jedes Einzelnen über den Körper, Krankheiten, Nahrungsmittel, Kochmethoden, Heilkräuter und Möglichkeiten der Selbstdiagnose sollte ein wichtiger Bestandteil jeder Gesellschaft sein. Nur so kann die Gesundheit der Menschen in Unabhängigkeit und Freiheit funktionieren und zu einer Wechselbeziehung mit einer heilen Erde beitragen. Die Erde ist ein Teil unseres eigenen Lebens, sie ist die Mutter unserer Nahrungsmittel. Sie ist ein Teil dieser Verbindung, die es uns ermöglicht zu überleben. Wenn wir uns darauf konzentrieren sicherzustellen, dass diese Verbindung vorhanden ist, wird dies allein ausreichen, um unsere wahren Bedürfnisse zu befriedigen.

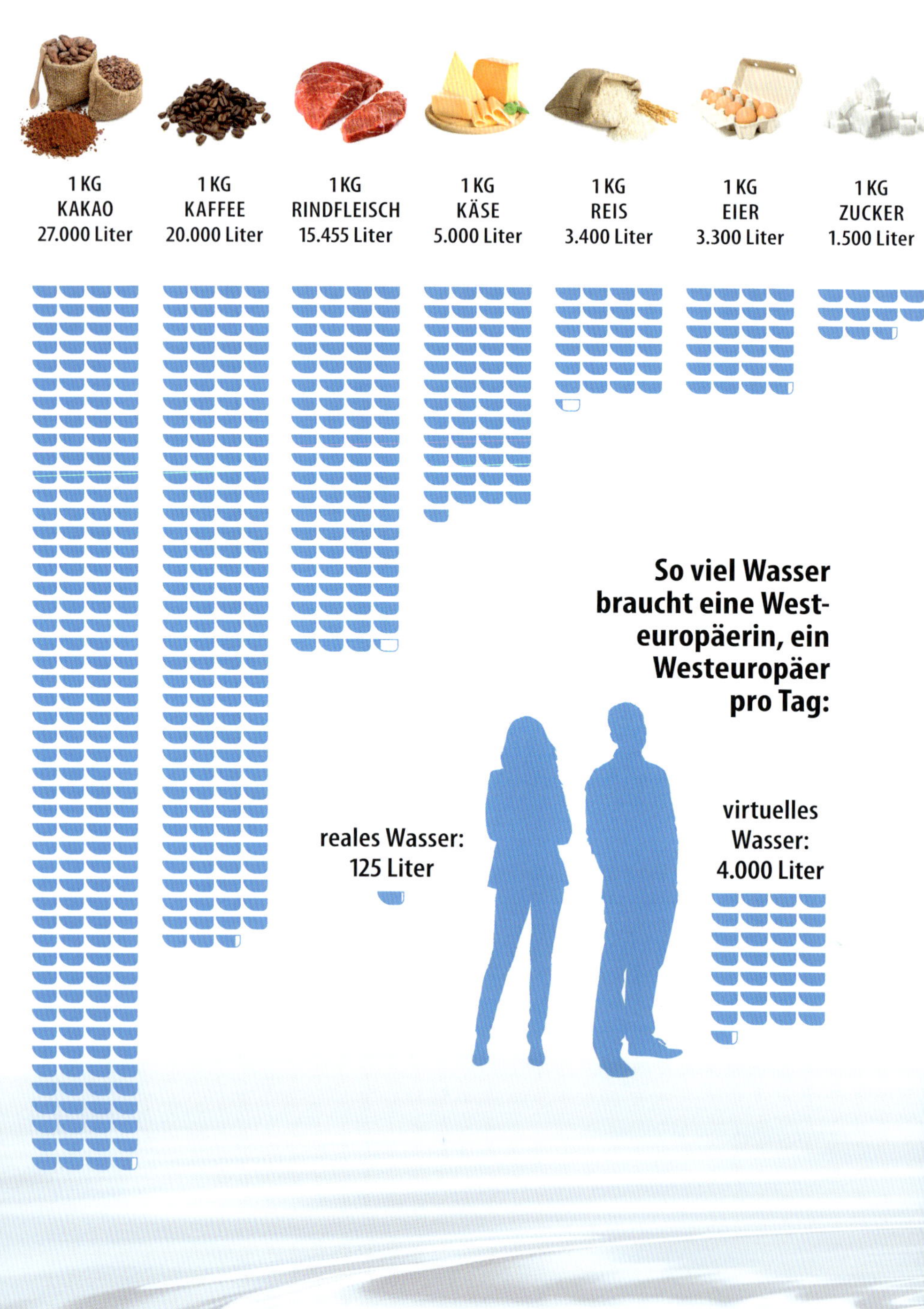
1 KG
KAKAO
27.000 Liter
1 KG
KAFFEE
20.000 Liter
1 KG
RINDFLEISCH
15.455 Liter
1 KG
KÄSE
5.000 Liter
1 KG
REIS
3.400 Liter
1 KG
EIER
3.300 Liter
1 KG
ZUCKER
1.500 Liter
So viel Wasser braucht eine Westeuropäerin, ein Westeuropäer pro Tag:
reales Wasser: 125 Liter
virtuelles Wasser: 4.000 Liter

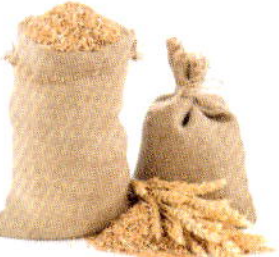
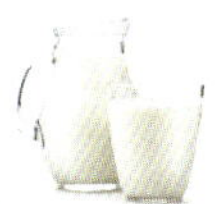
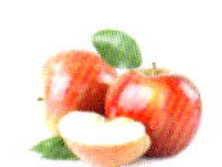
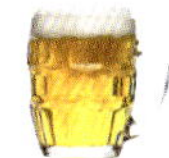
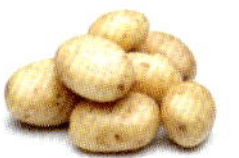
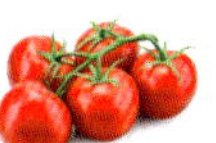
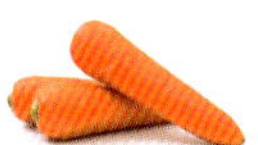

1 KG WEIZEN 1.300 Liter	1 L MILCH 1.000 Liter	1 KG ÄPFEL 700 Liter	1 L BIER 300 Liter	1 KG KARTOFFELN 255 Liter	1 KG TOMATEN 184 Liter	1 KG KAROTTEN 131 Liter

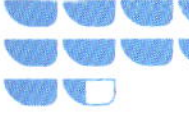

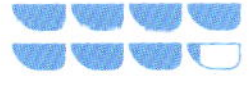
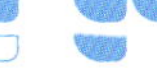

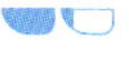
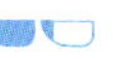

Wasser, das wir nicht sehen, aber verbrauchen

Für die Herstellung von einem Kilogramm Lebensmittel bzw. einem Liter Getränke wird die vielfache Menge Wasser benötigt, sogenanntes „virtuelles Wasser".

1 Badewanne entspricht etwa 140 Liter Wasser

Brauchen wir Fleisch oder Kuhmilchprodukte?

Machen Sie sich einmal bewusst, was Kuhmilch eigentlich ist: Kuhmilch ist Muttermilch, die für das junge Kalb gedacht ist. Anstatt sie dem Kalb zu geben, wird es von der Mutter getrennt und diese wird jahrelang unter schmerzenden Eutern gemolken, als ob sie für immer ein kleines Kalb zu versorgen hätte.

Wir Erwachsene brauchen keine Muttermilch und schon gar nicht die einer Kuh, die unnatürliches Futter, Antibiotika und kaum frisches, natürliches Gras oder Heu zu fressen bekommt. Einige Studien bringen den Verzehr von Kuhmilchprodukten sogar mit Zellveränderungen und Krebserkrankungen in Verbindung. Oft wird auch behauptet, dass Kalzium in ausreichendem Maße nur in Kuhmilch vorkommt, was aber nicht stimmt. Die Bioverfügbarkeit von Kalzium ist in pflanzlichen Nahrungsmitteln teils höher als in Kuhmilch.

Es gibt viele pflanzliche Eiweißquellen. Tiere müssen also nicht gemästet, gequält, getötet, Unmengen an Wasser und Lebensraum nicht für Massentierhaltung verbraucht werden. Die Massentierhaltung ist einer der größten Faktoren für CO_2-Emissionen und für die Klimaveränderung. Meeresfische sind mittlerweile voll von Schwermetallen und Plastik, die Meere leergefischt. Wenn überhaupt, sollte nur mehr heimischer Fisch gekauft und gegessen werden.

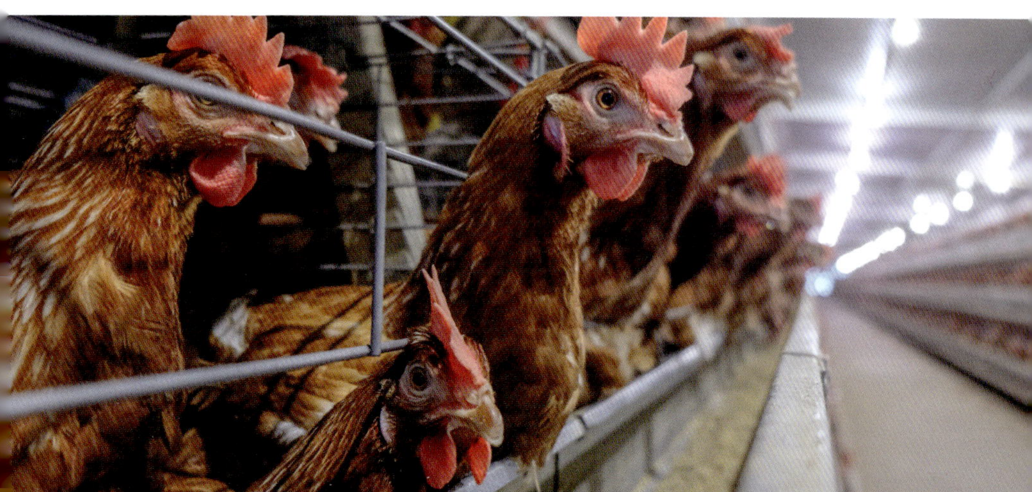

Aus Sicht der Gesundheit gibt es keinen Grund dafür, heute noch an Fleisch und Milchprodukten festzuhalten. Wenn Sie auf Fleisch verzichten möchten, aber die Gewohnheit und das Verlangen nicht loswerden können, probieren Sie, sich Folgendes vorzustellen: Setzen Sie sich in einen Käfig oder Transportwagen, in dem normalerweise Tiere zum Schlachthof gebracht werden. Verbringen Sie gedanklich eine längere Zeit dort. Wenn Sie Hühnchen mögen, verbringen Sie einige Zeit in einem Hühnerkäfig. Wenn Sie Schweinefleisch mögen, verbringen Sie einige Zeit in einem Schweinestall; bedenken Sie dabei, dass Schweine laut österreichischer Tierhaltungsverordnung auf sogenannten Vollspaltböden leben, ganz ohne Stroh, nur in ihren eigenen Exkrementen, was zu diversen Krankheiten führt wie Gelenksentzündungen.[5] Merken Sie, wie es sich anfühlt. Dann entscheiden Sie.
Im traditionellen Asien lebte man nach dem Spruch: „Nimm die Pflanzen als deine Nahrung und das Fleisch nur, wenn du dich stärken musst." Gemeint ist, dass für unser Leben eine pflanzliche Ernährung vorgesehen ist. Das Fleisch gleicht eher einer Medizin nach einer erschöpfenden Krankheit (Hühnersuppe) oder bei Gebrechlichkeit von älteren Menschen. Es ist eine Substanz, die uns kurz helfen kann. Fleisch war aber nie als unser Hauptnahrungsmittel gedacht.

Verantwortung für uns und die ganze Welt

Wir stehen heute am Scheideweg mit unserer Mutter Erde. Es stellt sich nicht mehr die Frage, ob und wann wir auf die erforderlichen Maßnahmen eingehen, sondern ob wir diesem Wandel bewusst begegnen und ihn aktiv mitgestalten. Alternativ könnten wir warten, bis Katastrophen uns heimsuchen und großes Leid auf uns zukommt und dieser Zustand uns letztlich dazu zwingt, radikale Einschnitte und Maßnahmen durch totalitäre Gesetze hinzunehmen. Das sind keine Horror-Hypothesen, sondern wir alle erleben das bereits in gewisser Weise. So wie die Ernährungswissenschaft nicht wirklich zu einer besseren Ernährung der Menschheit geführt hat, verhält es sich auch mit unserem

Planeten. Zu „toter" Materie wie Teilchen, Partikeln, Elektronen und chemischen Substanzen können wir keine Beziehung aufbauen, was eine ganzheitliche Sicht auf unsere lebende Erde verunmöglicht. Menschen der alten Kulturen haben die Luft, das Wasser, die Erde, Steine und Pflanzen stets als heilig, geistig und lebendig betrachtet und ihnen Namen gegeben wie Demeter, Natura, Gaia, Pachamama. NaturgöttInnen sind nicht, wie von Kolonialisten bezeichnet, ein Aberglaube, vielmehr helfen sie uns, die abhängige Verbundenheit der verschiedenen Wesensarten und Phänomene zu verstehen. Spiritualität bedeutet für mich in erster Linie, diese Verbundenheit wahrzunehmen und die Erkenntnis darüber zu erlangen, dass es so etwas wie ein unabhängiges „Ich" gar nicht geben kann. Die Entfremdung von der Natur, anderen Menschen und uns selbst ist der Beginn von Ausbeutung, Beziehungslosigkeit, wirtschaftlichem Wachstumswahn und leidbringenden Taten. Unsere Gesellschaft wieder in eine gute, lebendige und mitfühlende Beziehung zur Natur zu führen, bleibt eine der dringlichsten Aufgaben, vor der wir stehen. Die Beschäftigung mit den fünf Wandlungsphasen der TCM ist eine gute Möglichkeit, um diese lebendige Beziehung zu unserer Erde zu lernen und zu verstehen. Denn mittlerweile ist klar, dass wir, wenn wir so weitermachen, bald nicht mehr auf diesem Planeten leben werden können. Haben Sie schon einmal darüber nachgedacht, was es bedeutet, unseren Nachfahren und Kindern keinen Lebensraum zur Verfügung stellen zu können? Jede und jeder von uns ist in der Verantwortung, nachhaltiger zu leben, den Konsum einzuschränken, auf gewisse Dinge zu verzichten, wieder mehr lokal und unverpackt einzukaufen.

Weltweite CO_2-Emissionen 1990–2018

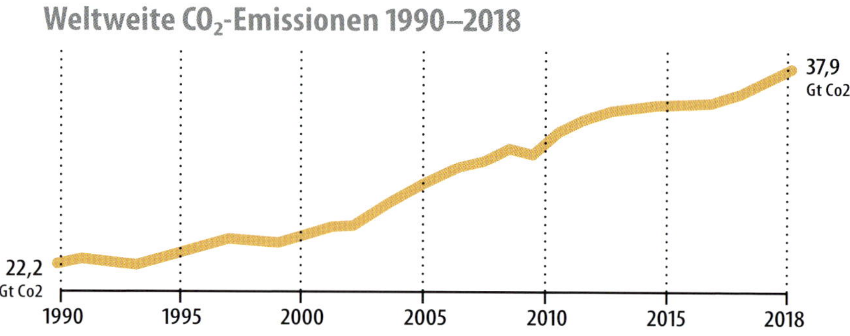

Laut Global 2000 ist die Nutztierhaltung für mehr als die Hälfte der Emissionen der heimischen Landwirtschaft verantwortlich. Hinzu kommen noch „die Abholzung des Regenwaldes sowie der Import von Fleisch aus anderen Ländern. In Summe erzeugt die Ernährung der Österreicherinnen und Österreicher rund 12,5 Millionen Tonnen CO2eq und damit mehr als der Personenverkehr auf den Straßen Österreichs (12 Millionen Tonnen CO2eq)."[6] Nicht nur für unser Klima stellt die Nutztierhaltung, meist Massentierhaltung, eine Belastung dar, sondern auch für unser Wasser. Von Millionen Tieren wird eine Unmenge an Gülle ausgeschieden und diese verursacht durch ihren hohen Gehalt an Problemstoffen große Umweltverschmutzungen. In Deutschland hat die intensive Schweinemast sogar dazu geführt, „dass Trinkwasser fast um die Hälfte teurer werden wird, weil ausgebrachte Gülle eine aufwändigere Reinigung des Wassers in Kläranlagen nötig macht. Auch in Österreich werden jährlich bei knapp zehn Prozent aller Messstellen Nitratgrenzwert-Überschreitungen im Trinkwasser festgestellt."[7]

Trotz der hohen Treibhausgasemissionen und Umwelteinflüsse unserer Nahrungsmittelproduktion scheuen sich Länder, klare Empfehlungen für die Begrenzung des Fleisch- und Milchverzehrs auszusprechen. Auch nicht im Fall von rotem und verarbeitetem Fleisch und trotz des Zusammenhangs mit Herz-Kreislauf-Leiden und Krebs. Da die Politik die Massenproduktion tierischer Lebensmittel fördert, ist weltweit keine politische Neuorientierung in Bezug auf unsere Ernährung in Sicht. Wir müssen selbst etwas tun.

Die EAT-Lancet-Kommission, bestehend aus 37 internationalen WissenschaftlerInnen, ist der Ansicht, dass nur eine grundlegende Veränderung unserer Ernährungsweise, eine Verbesserung der Lebensmittelproduktion sowie die Reduktion unserer Lebensmittelabfälle eine nachhaltige und gesunde Ernährung für alle Menschen bis zum Jahr 2050 ermöglichen kann. Ihr Report verdeutlicht die positiven gesundheitlichen und ökologischen Folgen ihrer Empfehlungen und deren Umsetzbarkeit. Anfang 2019 präsentierte die Kommission sogar einen Speiseplan zum Schutz der Gesundheit der Menschen und des Planeten („Planetary Health Diet"). Demnach wären eine Verdoppelung der Nahrungsaufnahme von Obst, Gemüse, Hülsenfrüchten und Nüssen sowie die Hälfte des Konsums von Fleisch und Zucker notwendig.

Würden sich die Menschen nach den EAT-Lancet-Vorgaben ernähren, würde die vorzeitige Sterblichkeit durch Zivilisationskrankheiten um bis zu 33 Prozent sinken. Die Emissionen durch die Nahrungsmittelindustrie würden sogar um das Dreifache verringert werden können.[8]
Die tibetische Medizin ist der Ansicht: Wenn wir das Erde-Element (Bodenschätze, Pflanzen, Humus usw.) des Planeten ausbeuten, wird das Wasser-Element ansteigen. Neben den dann zu erleidenden Naturkatastrophen werden wir auch innerlich davon beeinflusst. Wir werden dadurch deutlich emotionaler und empfindlicher. Heben wir den Reichtum der Erde (also die natürlichen Ressourcen wie das Wasser und die Bodenschätze) weiter, wird auch das Wind-Element ansteigen, die Dinge verlieren an Stabilität und die Menschen werden reizbar, unruhig und entwickeln einen unnatürlichen Bewegungsdrang.
Wir pflegen einen respektlosen Umgang gegenüber unserem Planeten und bringen ihn damit an den Rand der Zerstörung. Die Erde ist ein lebender Organismus, der sich selbst reguliert. Sobald eine Spezies sich zu sehr ausbreitet, taucht eine andere auf, um diese einzudämmen. Es ist eine Art des Ausgleichs, dass neue Krankheiten entstehen, die das Lebewesen, welches das Gleichgewicht stört, drastisch dezimiert. Ich glaube, wir stehen gerade am Anfang dieser Phase. Moderne Technologien können uns davor nicht schützen, denn die komplexen wechselseitigen Beziehungen zur Erde sind schwer zu verstehen und schon gar nicht künstlich nachbildbar. Wir sollten die Natur so anerkennen, wie sie ist, und so leben, dass wir uns an die natürlichen Gegebenheiten anpassen, und nicht umgekehrt. Wir alle wollen glücklich sein, warum ändern wir also nicht unseren Lebensstil im Sinne der Natur?

Gefahr aus der Massentierhaltung

Die Stimmen gegen die Massentierhaltung müssen endlich gehört werden, die folgenden drastischen Worte vonseiten des Vereins gegen Tierfabriken[9] sind eindeutig. Sie dürfen nicht länger ignoriert werden.

Bereits 2008 warnte die UNO davor, dass die weltweite Intensivtierhaltung als Keimzelle für Pandemien eine immer größer werdende Gefahr für die Gesundheit der Menschen auf unserem Planeten ist. Fast alle gefährlichen, neuen Seuchen der letzten Zeit entstanden, weil Krankheitserreger von Tieren auf den Menschen übergesprungen sind. Dazu zählen Krankheiten wie Ebola, Aids, Sars, Mers, Vogelgrippe, Schweinegrippe und Nipah-Virus. Dass der aktuelle Coronavirus SARS-CoV-2 nun in Nerzen auf einer Nerzfarm in Holland nachgewiesen wurde, ist ein weiterer Beweis für diese Zusammenhänge und diese latente Gefahr. Während tödliche Virusmutationen in der Natur oft mit dem befallenen Tier rasch aussterben, besteht in der industriellen Massentierhaltung die Gefahr, dass ein sterbendes Tier noch tausende oder zehntausende andere Tiere mitansteckt, und die Keime dann über Tiertransporte in andere Tierbestände oder Schlachthöfe oder durch die Gülle unter Wildtieren und Menschen verbreitet werden.

„Die Viren gedeihen auch in unseren Ställen. Je mehr Tiere zusammen auf einer kleinen Fläche gehalten werden, desto leichter können Viren zirkulieren und desto größer ist die Wahrscheinlichkeit, dass sie früher oder später auf den Menschen überspringen. In dieser Hinsicht stellt die Massentierhaltung ein Risiko für die öffentliche Gesundheit dar", schreibt der renommierte Virologe Peter Rottier in der Zeitschrift „Spektrum der Wissenschaft".

Aber die industrielle Tierhaltung ist nicht nur eine Brutstätte gefährlicher Keime. Nein, durch den massenhaften Einsatz von Medikamenten in den Tierfabriken, wird auch unser aller Sicherheitsanker im Kampf gegen Krankheiten verspielt: Die Wirksamkeit der Antibiotika.
Die Weltgesundheitsorganisation WHO warnte 2017 eindringlich vor dem weiteren Einsatz von Antibiotika in der industriellen Nutztierhaltung und der dadurch immanenten Gefahr der Bildung von Keimen, die gegen alle Antibiotika resistent sind. Trotzdem werden auch in Österreich weiterhin extrem große Mengen von Antibiotika in den Tierfabriken eingesetzt. Und weltweit gesehen, ist es noch schlimmer: Hier ist die Tendenz weiterhin steigend und schon jetzt wird nur ein kleiner Anteil in der Humanmedizin verwendet.
All das unterstreicht wie wichtig es ist, gegen das bestehende System der Massentierhaltung aufzutreten. Dieses bringt nicht nur millionenfaches schweres Tierleid mit sich, sondern gefährdet auch unser aller Gesundheit.

So entstehen und verbreiten sich resistente Keime

Wenn in der Tierhaltung unsachgemäß massenhaft Antibiotika eingesetzt werden, können Bakterien dagegen unempfindlich werden. Solche resistenten Keime werden auch auf Menschen übertragen. Lösen sie Krankheiten aus, lassen sich diese kaum behandeln.

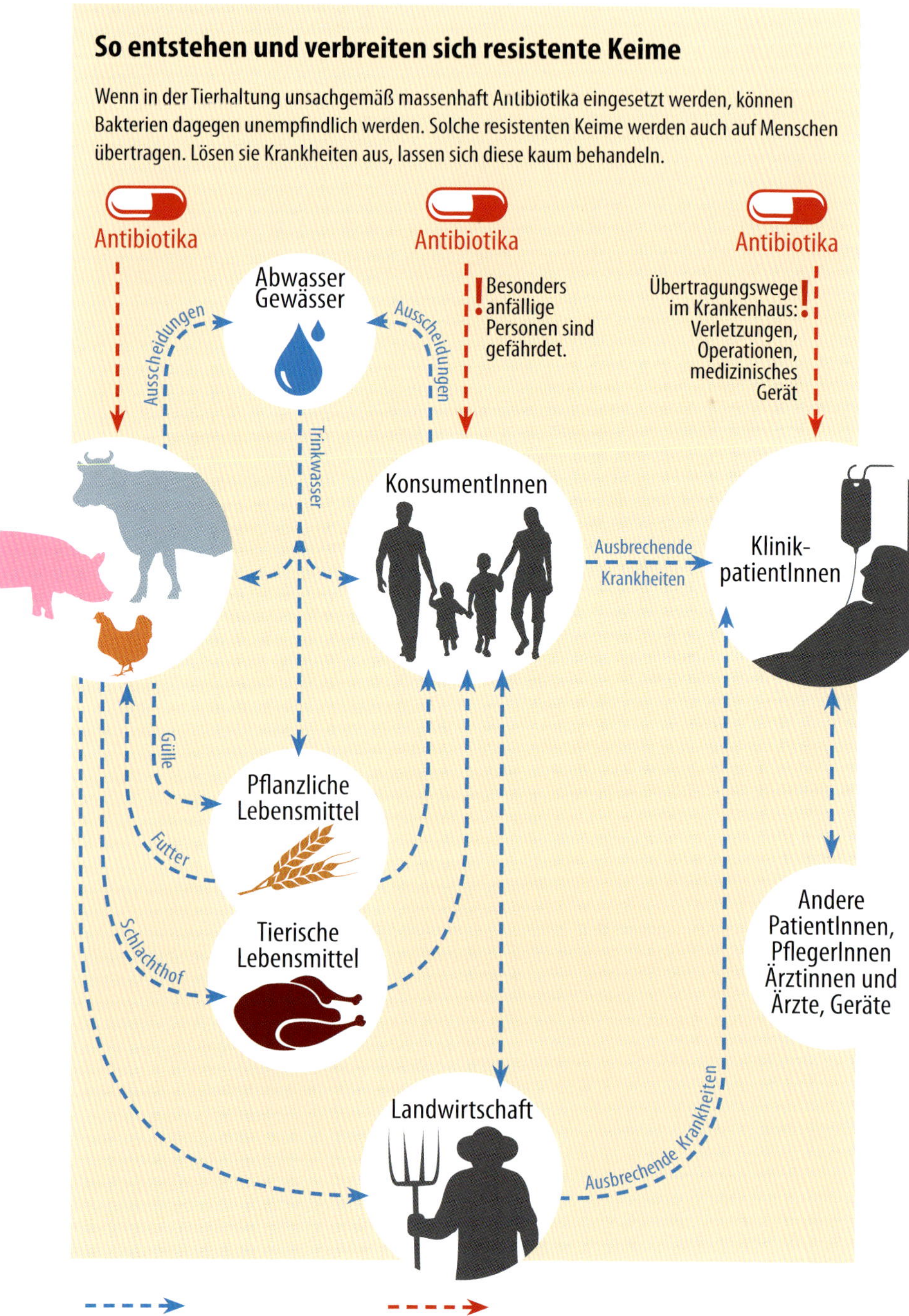

Der einzige Ausweg: die Abkehr von industrieller Nutztierhaltung.

Momentan sind wir gänzlich mit der Bekämpfung von COVID-19 beschäftigt. Zeitgleich züchten wir uns jedoch die nächsten Pandemien und vielleicht sogar das Ende des Antibiotika-Zeitalters heran – mit all ihren gesundheitlichen und wirtschaftlichen Konsequenzen.
Gesundheit entsteht unter anderem dadurch, dass wir Menschen Teil einer „gesunden" Nahrungskette sind. Was wir brauchen, ist ein ganzheitliches, ökologisches, kulturell angepasstes Verständnis zum Essen. Unsere Nahrung ist kein Produkt oder Stoff, sie ist vielmehr eine Kommunikationsform einer Beziehung zu allen Phänomenen der Erde, zu denen wir uns im Austausch und in Abhängigkeit befinden. Die wechselseitige Beziehung des Nahrungsnetzes reicht tief in die Erde und hoch in den Himmel. Die Traditionelle Chinesische Medizin bildet dies in ihrem System der fünf Wandlungsphasen ab. Innere und äußere Beziehungen des Aufnehmens, Transformierens und Abgebens werden darin sichtbar. Wenn sich ein Glied in der Nahrungskette verändert oder geschwächt wird, hat das Auswirkungen auf das gesamte System. Wenn der Boden krank ist, werden die Pflanzen, die darauf wachsen, krank, somit auch die Insekten, Mikroorganismen und andere Lebewesen bis hin zum Menschen. Dabei geht es nicht um einzelne Nährstoffe, sondern in erster Linie um Lebensmittel mit einer guten intakten ökologischen Beziehung hin zum Lebewesen, das es aufnimmt. Chemisch hergestellte oder nachgebaute Substanzen sind keine Lösung, da sie keine Synergien mit dem Ganzen ergeben.

Ernährungssouveränität

Unser Nahrungsmittelsystem ist wie schon erwähnt in die Fänge von internationalen Märkten und Großkonzernen geraten. Wir müssen unsere Rechte auf gesunde Nahrung und Selbstbestimmung darüber inklusive neuer Rahmenbedingungen (= nachhaltige Erzeugung) einfordern. Die industriellen Produktionsmethoden erkennen die Begrenztheit von Ressourcen, den Schutz der Natur, des Bodens und des Wassers nicht an. Sie sind die Treiber des Klimawandels, besonders in Ländern, die am wenigsten dazu beigetragen haben.

Organisationen wie die Landarbeiterbewegung *La Via Campesina* haben das Problem erkannt und den Begriff „Ernährungssouveränität" geprägt. Darunter versteht man „das Recht von Menschen, über die Art und Weise der Produktion, der Verteilung und der Konsumption von Lebensmitteln selbst zu bestimmen. Sie ist das Recht zur demokratischen Gestaltung des eigenen Agrarsystems, ohne dabei Anderen oder der Umwelt zu schaden."[10] Das Gemeinwohl wird in den Mittelpunkt gestellt wie auch jene Menschen, die Nahrungsmittel produzieren, und jene, die sie konsumieren. Ernährungssouveränität findet sich auf selbst verwalteten Bauernhöfen, in Lebensmittelkooperativen (FoodCoops) und solidarischen Landwirtschaften (CSA), BäuerInnenmärkten und Saatguttauschbörsen ebenso wieder wie in Kampagnen gegen die Ausbeutung von Supermarkt-MitarbeiterInnen und ErntehelferInnen. Es gilt, Strategien gegen die Privatisierung von Saatgut, gegen Gentechnik und Pestizide sowie für einen Zugang zu Landflächen, städtischer Landwirtschaft und nachhaltigen, unabhängigen Lösungen zu finden.

Meine Vorstellung für gesunde und sozial gerechte Agrarpolitik ist ein Weg zurück zu den Wurzeln. Eine gute und natürliche Landwirtschaft muss wieder attraktiv werden und sich lohnen. Auch ein kleiner Betrieb muss genug erwirtschaften können, um davon leben zu können. Die Ausbeutung der Erde muss aufhören, ein ökologischer Kreislauf mit unserem Planeten wiederhergestellt werden. Wir brauchen keine Freihandelszonen, sondern eine Kleinbauernstruktur und Systeme der solidarischen Landwirtschaft. Wir sollten direkt bei den ErzeugerInnen einkaufen und unsere Supermärkte entmachten. Statt die Massentierhaltung zu unterstützen, sollten wir, wo es möglich ist, auf pflanzliche Alternativen umstellen. Statt billigem Fleisch müsste es erschwingliches Bio-Gemüse für alle geben. Schulen, Krankenhäuser und große Büros sollten kleine Küchen haben und auf regionale, frische und biologische Produkte setzen und im besten Fall individuell angepasst für die Menschen kochen. Es ist falsch, die günstigste Ware kilometerweit aus Industrieküchen anzukarren, Essen also nach dem

Billigstbieter-Prinzip auszuwählen. Bei gesunder Ernährung sollte nicht gespart werden. Die Wertschätzung gegenüber unseren Lebensmitteln, dem Ackerboden, den Menschen, die mühevoll für uns Essen herstellen, muss wieder zurück in unser Bewusstsein gelangen.

Viele Initiativen arbeiten an praktischen Lösungen und Rahmenbedingungen. Im Folgenden sind beispielhaft ein paar aufgelistet. Wir sind aufgerufen, uns daran zu beteiligen.

Urban Gardening in Wien
Solidarische Landwirtschaften
(Ochsenherz, CSA Kamptal, Ackerschön etc.)
Mitmach Supermarkt Mila in Wien
Food Cooperatives (foodcoops.at)
Österreichische Berg- und KleinbäuerInnen Vereinigung
(ÖBV-Via Campesina Austria)
Nyéléni (Internationale Bewegung für Ernährungssouveränität)
Attac (Internationale Bewegung für eine demokratische und sozial gerechte Gestaltung der globalen Wirtschaft)

Meine Alternative für Gemüseeinkauf in Wien:
Raritäten-Eck, Jasmin Böhm & Christoph Luif (raritaeten-eck.at)

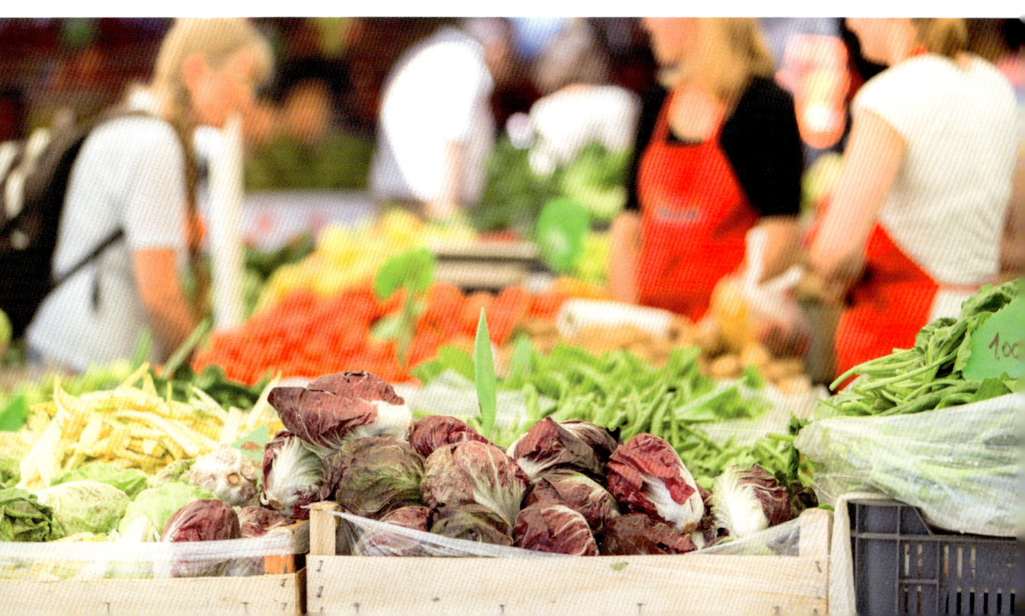

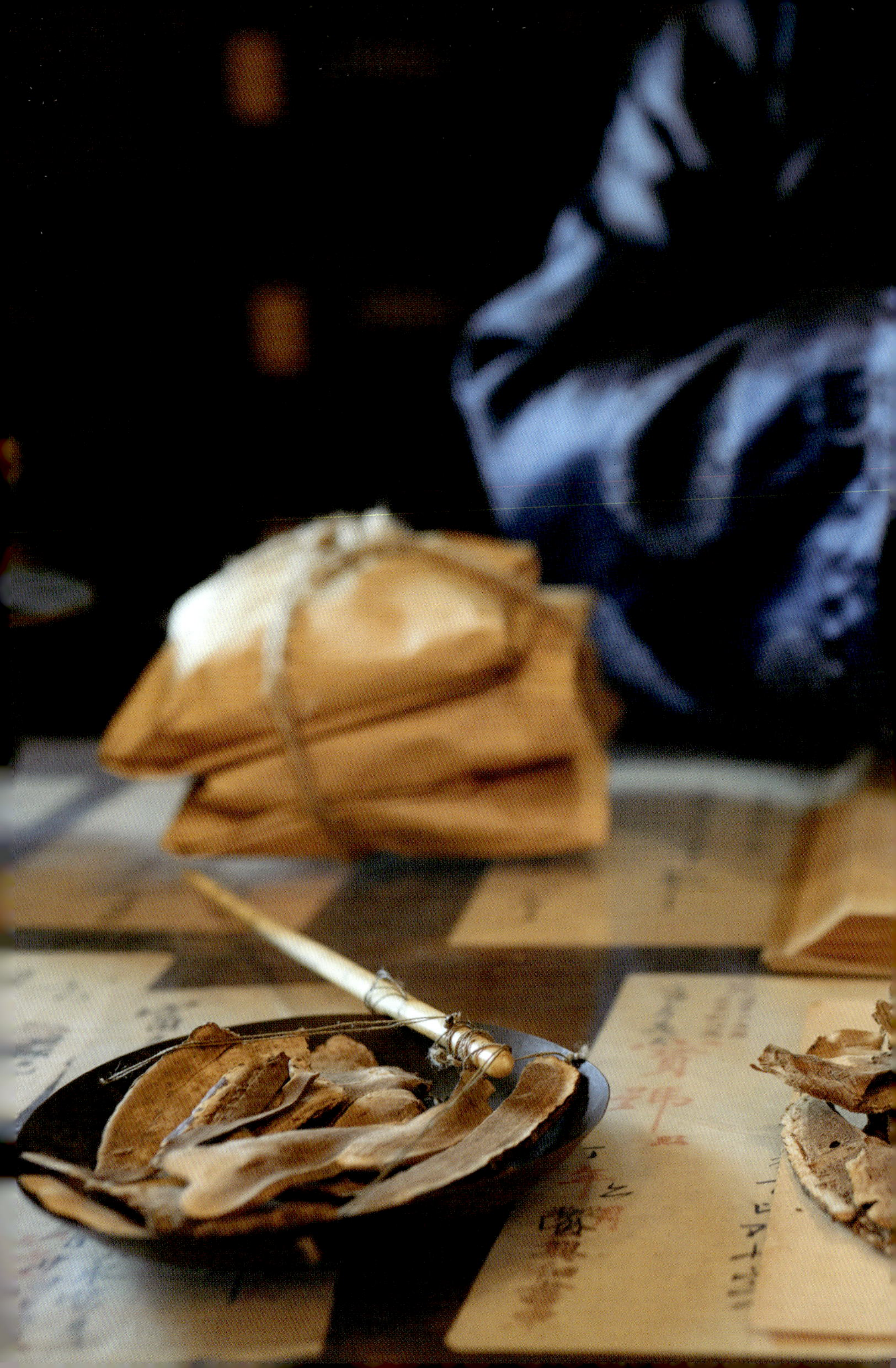

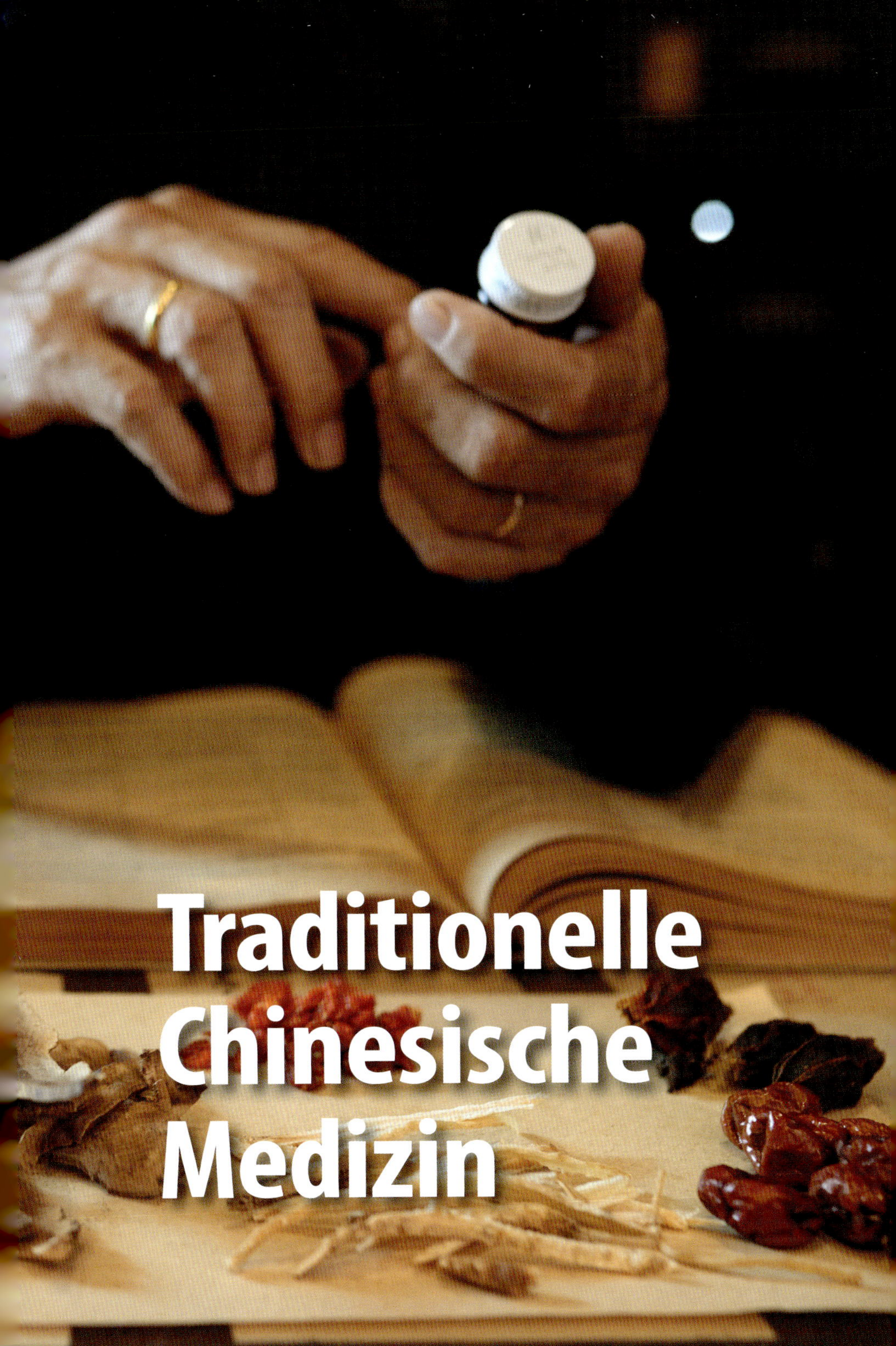

Traditionelle Chinesische Medizin

Die chinesische Naturheilkunde und Ernährungslehre

Es gibt keine traditionelle Medizin mit einer längeren Geschichte, einem ganzheitlicheren Umfang und einem größeren Verbreitungsgebiet als jene der Traditionellen Chinesischen Medizin (TCM). Die Ursprünge dieser Heilkunde entwickelten sich bereits im Altertum. Das Bestreben blieb über die Jahrtausende gleich: die Kräfte der Natur zum Zweck der Heilung nutzbar zu machen. Die europäische Naturheilkunde und Ernährungslehre sind mit der fernöstlichen eng verbunden. Hildegard von Bingen, Hippokrates, Galen von Pergamon, Avicenna, Paracelsus und Sebastian Kneipp haben in sehr ähnlicher Weise gewirkt und Lebensmittel und Kräuter für ihre Therapien klassifiziert. Unsere heimische Naturheilkunde ist jedoch nur mehr fragmentarisch erhalten, es fehlen eine ungebrochene Tradition und Übertragungslinie. Im Gegensatz zur TCM besitzt die Traditionelle Europäische Medizin (TEM) kein einheitliches System. Es ist schwierig, die Verfahren der Humoralpathologie, der Klostermedizin (beispielsweise der Hildegard-Medizin), der Signaturenlehre sowie andere Lehren zu einem einheitlichen medizinischen System zu vereinen, da sich einzelne Behandlungsmethoden und zugrunde liegende Theorien teilweise widersprechen.

Die ungebrochene mehrere tausend Jahre alte Tradition der Chinesischen Medizin überliefert ein vollständiges Weltbild an Physiologien, Pathologien und Differentialdiagnostiken sowie damit eng verbundenen Behandlungsverfahren. Sie ist einerseits eine uralte Erfahrungsmedizin und andererseits ein System, das auf den taoistischen Prinzipien und den großen Schriften der Menschheitsgeschichte wie dem „Yijing“ („Das Buch der Wandlungen“) basiert. Das Yijing kann mit Recht als das umfassendste systemische Werk der Welt angesehen werden. Es veranschaulicht alle Gesetzmäßigkeiten und Abläufe, die als die „Große Ordnung der Natur“ zu bezeichnen sind. Wir können dieses System mit unseren lokalen, europäischen Nahrungsmitteln und Heilkräutern praktizieren. Es ist nicht unbedingt notwendig, auf asiatische Produkte oder Heilkräuter aus China zurückzugreifen. Die alte ostasiatische Philosophie darf nicht mit dem heutigen China verwechselt werden. Das eine hat mit dem anderen nichts mehr zu tun.

Im Westen sind die TCM-Therapiemethoden wie Akupunktur, Kräuterheilkunde, Schröpfen, Moxen und Schaben recht bekannt geworden. Das Fundament der TCM ist jedoch die Ernährung. Bis heute gibt es in Ostasien kaum eine traditionelle Ärztin, die nicht eine ausgezeichnete Ernährungsberaterin oder Köchin ist, einen traditionellen Arzt, der nicht ein ausgezeichneter Ernährungsberater oder Koch ist. Der Wissensschatz über Nahrungsmittel reicht von Erkenntnissen über thermische Wirkungen (heiß, warm, neutral, kühl, kalt), Organwirkungen (Funktionskreise), Wirkrichtungen (nach oben, nach unten, nach innen, nach außen, zentripetal, zentrifugal) bis hin zu den Geschmackseigenschaften (süß, scharf, salzig, sauer, bitter). Die Menschen haben es über Generationen gelernt, die richtige Auswahl der vielfältigen Gemüsesorten und Kräuter zu treffen.

Die Lehre der fünf Wandlungsphasen

Diese Theorie bildet den Schlüssel zur TCM. Die fünf Wandlungsphasen sind ein Erklärungsmuster aller Erscheinungen, Wahrnehmungen, Ereignisse, Umstände und Muster, die wir in unserem Mikrokosmos (Körper) und dem Makrokosmos (Umwelt) wahrnehmen können. Sie sind eine zeitlos gültige Wahrheit, die auf Wandlung beruht. Sie gewähren uns Einblicke in die innere Welt der Person und schaffen damit Klarheit im Blick auf die Welt. Alle Phänomene des Universums werden unter diese fünf grundsätzlichen Wandlungsphasen subsumiert, die nach den Elementen Wasser, Holz, Feuer, Erde und Metall bezeichnet werden.

Das System der fünf Wandlungsphasen

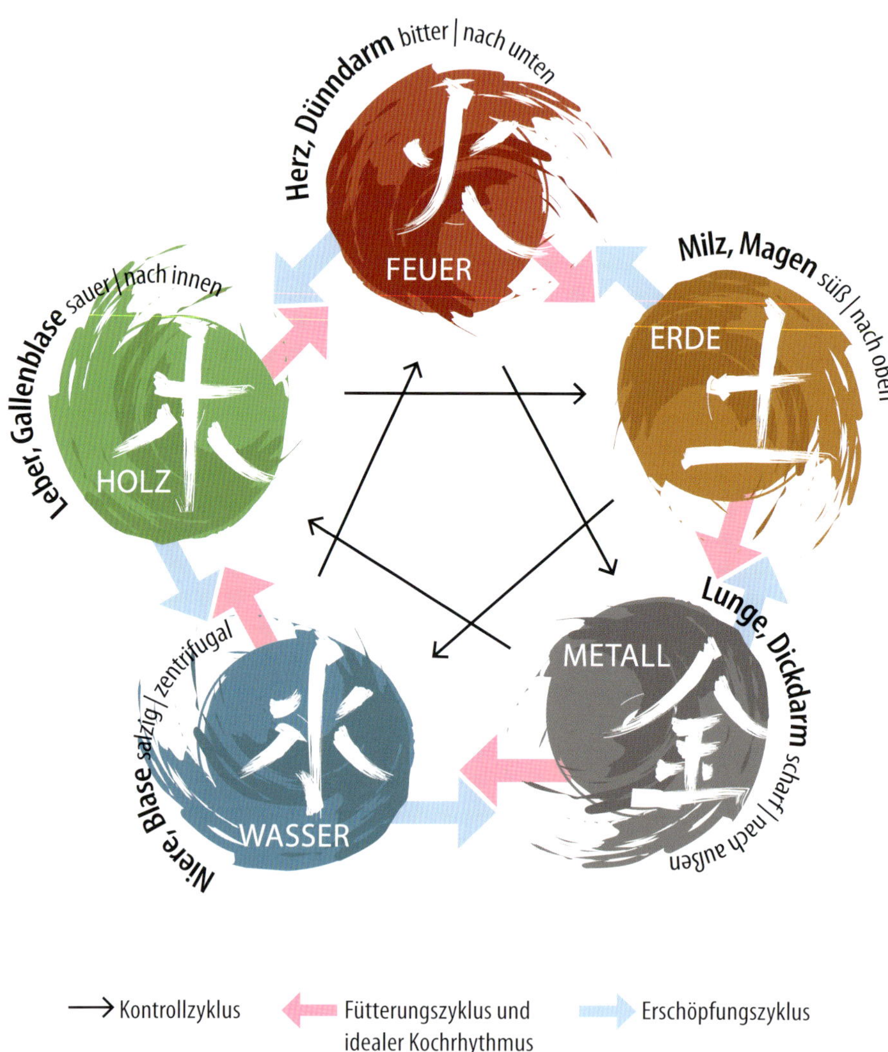

Kontrollzyklus

Fütterungszyklus und idealer Kochrhythmus

Erschöpfungszyklus

Jede dieser fünf Phasen steht als Symbol für eine Kategorie verwandter Funktionen und Qualitäten. So symbolisiert Holz die Qualität der Aktivität, die im Wachstum begriffen ist. Feuer benennt einen maximalen Aktivitätszustand am Wendepunkt der Expansion. Metall steht für Aktivität der Verminderung und des sich Einverleibens. Wasser repräsentiert Aktivität, die den maximalen Ruhezustand des Bewahrens kennzeichnet, im Sinne der Kontraktion. Erde beschreibt Balance und Neutralität. Wir können alle Phänomene des Universums, Körperteile, Emotionen, Gerüche usw. den Wandlungsphasen zuordnen. Eine Möglichkeit dazu bietet der Geschmack, eine andere die Konsistenz.

Die fünf Phasen dienen hauptsächlich dazu, klinische Prozesse und Beziehungen zu beschreiben und den begrifflichen Rahmen für angemessene Behandlungen oder Ernährungsempfehlungen zu liefern. So steht die Produktion von Feuchtigkeit und Schleim im Zusammenhang mit der Milz, die Knochen stehen im Zusammenhang mit den Nieren, die Blutgefäße und das Herz im Zusammenhang mit dem Feuer-Element. Sehnen, Bänder, die Sehkraft sowie Erkrankungen mit Tremor stehen in Verbindung mit dem Holz-Element und somit mit der Leber und der Galle.

Die Basis der fünf Elemente bilden die beiden Urkräfte von Yin und Yang, durch deren Vermischung die dynamischen Grundbedingungen der 84.000 Krankheiten entstehen, wie es in den alten Schriften nachzulesen ist. Gleichwohl haben wir ebenso viele Möglichkeiten der Heilung und des Ausgleichs von Disharmonien.

Die fünf Wandlungsphasen – allgemein

	木 HOLZ	火 FEUER	土 ERDE	金 METALL	水 WASSER
Richtung	Osten	Süden	Mitte	Westen	Norden
Farbe	blau, grün	rot	gelb	weiß	schwarz
Klima	windig	heiß	feucht	trocken	kalt
menschl. Laute	rufen	lachen	singen	weinen	stöhnen
Emotion	Ärger	Freude	Schwermut	Kummer	Angst
Yin-Organ	Leber	Herz	Milz	Lunge	Niere
Yang-Organ	Gallenblase	Dünndarm	Magen	Dickdarm	Blase
Prozess	Aufbruch	Aktion	umwandeln	sinken	bewahren
Jahreszeit	Frühling	Sommer	Spätsommer	Herbst	Winter
Fünf Lebensalter	Wachstum	Entwick-lung	Reife	Ernte	Abbau, Ruhe
Fünf Tageszeiten	Morgen	Mittag	Nachmittag	Abend	Nacht
Planet	Jupiter	Mars	Saturn	Venus	Merkur
Acht Trigramme	☴ 巽 xùn	☲ 離 lí	☷ 坤 kūn	☰ 乾 qián	☵ 坎 kǎn
	☳ 震 zhèn		☶ 艮 gèn	☱ 兌 duì	
	Wind, Donner	Feuer	Erde, Berg	Himmel, See	Wasser
6 Schichten	Shǎoyáng Juéyīn	Tàiyáng Shàoyīn Juéyīn Shǎoyáng	Tàiyīn Yángmíng	Tàiyīn Yángmíng	Tàiyáng Shàoyīn

Erklärung der Schichten[11]:
Juéyīn – Äußerstes Yīn (schließen) / Wind bzw. bewegen
Shǎoyáng – Kleines Yáng (Scharnier) / Feuer bzw. feuern
Shàoyīn – Kleines Yīn (Scharnier) / Hitze bzw. wärmen
Tàiyáng – Äußerstes Yáng (öffnen) / Kälte bzw. kühlen
Tàiyīn – Äußerstes Yīn (öffnen) / Feuchtigkeit bzw. befeuchten
Yángmíng – Helles Yáng (schließen) / Trockenheit bzw. trocknen

Die zwei Welten: westliche Diätetik und östliche Naturheilkunde

Es scheint, als würden die östliche und die westliche Lehre nicht zusammenpassen. Das spiegelt sich auch in den gängigen Kochbüchern und Ernährungswissenschaften wider. Dabei liegt es vor allem an den unterschiedlichen Sprachen, Philosophien und an unserem westlichen, materialistischen Zugang, der das Gemeinsame verhindert. Die Ernährungswissenschaften existieren seit etwa 150 Jahren, die empirische Wissenschaft über Lebensmittel und Nahrung seit Tausenden von Jahren. Die TCM geht von einem ganz anderen Körper aus als die moderne Medizin. Ein gemeinsames Agieren ist sehr schwierig, dazu fehlt es noch an genügend Offenheit und Toleranz. Für mich zählt, das Gemeinsame zu finden und aus jeder Disziplin zu profitieren, um den Menschen die bestmögliche Unterstützung zu geben.

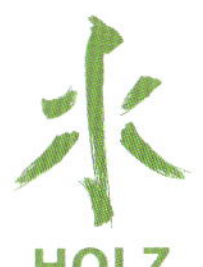

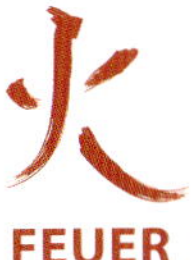

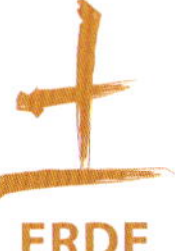

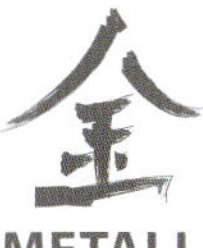

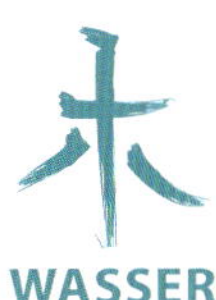

Ein paar Beispiele: Reden wir von Vitamin C, so meint die TCM vor allem das säuerliche rote und grüne Gemüse des Feuer- und Holz-Elementes, reden wir von Proteinen, meint die TCM Samen und Kerne des süßen Erde-Elementes, reden wir von Mineralien, meint die TCM den scharfen Geschmack des Metall-Elementes. Die Chinesen benutzen die Geschmäcker als Synonyme für Inhaltsstoffe und den Charakter eines Nahrungsmittels. Ohne zu wissen, dass Sesam viel Kalzium enthält, wurde das Lebensmittel gegen Arthrose, Nierenschwäche, Knochenkrankheiten usw. eingesetzt.

Die Menschen der alten Kulturen brauchten keine biochemische Analyse, um zu verstehen, welche Stoffe sie wann zu sich nehmen sollten. Eine moderne biochemische Wissenschaft ist keine unbedingte Voraussetzung für eine gesunde Ernährung. Wenn wir uns offen, unvoreingenommen und bewusst Lebensmitteln annähern und diese entsprechend den aktuellen körperlichen Bedürfnissen einsetzen, eröffnet sich ganz natürlich eine innere Stimme, die uns leitet. Manche Menschen sind der Meinung, dass asiatische Heilmittel nicht auf Europäer übertragbar sind. Ich denke: Uns unterscheidet weniger, als wir glauben. Unsere Emotionen, Gedanken, unsere Physiologie und unser Stoffwechsel sind praktisch ident, warum sollte also der Zugang zu unserer Ernährung ein anderer sein? Aus Sicht der TCM-Philosophie sind alle Säugetiere „gleich". Mit dem Wissen von Ost und West können wir uralte Weisheiten und moderne Erkenntnisse bestens verbinden und für unsere Gesundheit und das Wohlergehen unserer Erde anwenden.

Heute sprechen alle über Proteine, Omega-3-Fettsäuren, Vitamine und Superfoods. Es ist sehr wichtig, dass man sich wieder mit der Frage auseinandersetzt, welche Nahrungsmittel uns die lebenswichtigen Inhaltsstoffe liefern. Was ist es, das uns zu einem langen und gesunden Leben verhilft? Welche Stoffe benötigen wir?

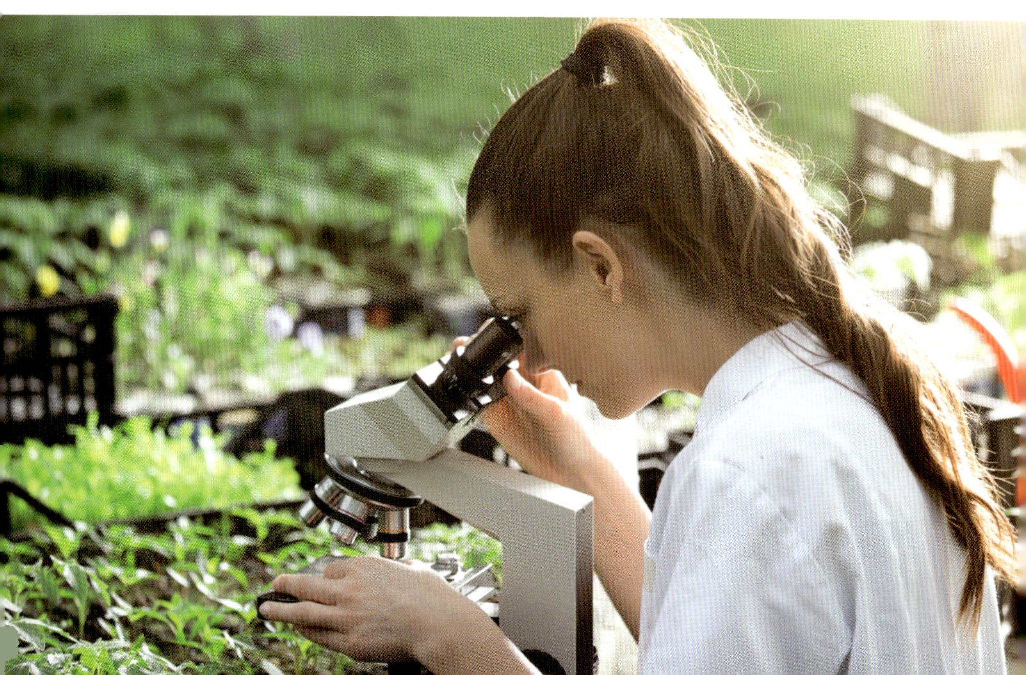

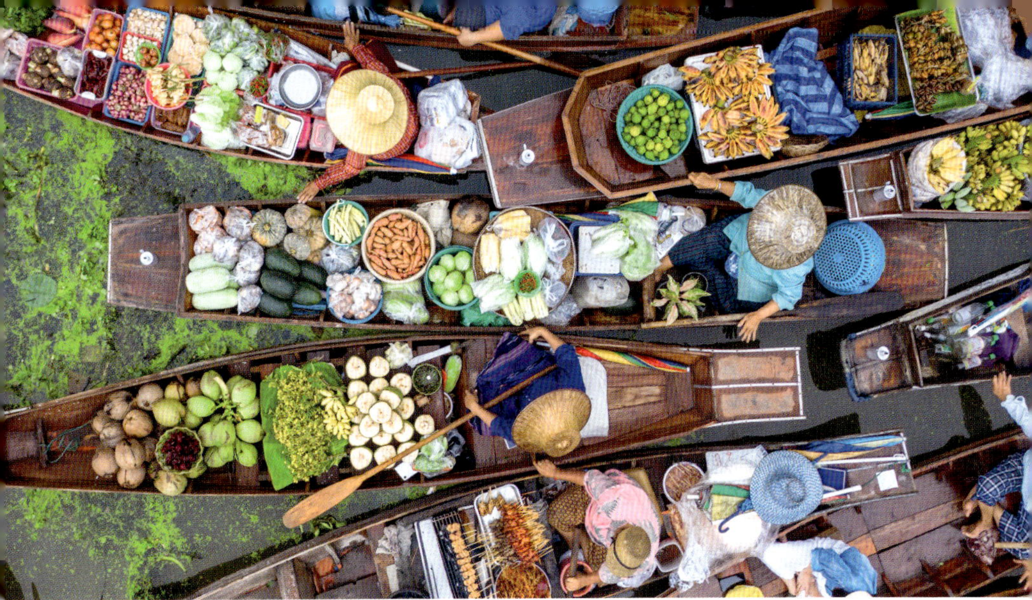

Unsere Welt hat sich der biochemischen Untersuchung von Lebensmitteln verschrieben. Es werden Inhaltsstoffe gesucht, Einzelwirkstoffe extrahiert und geprüft. Forscherinnen und Forscher haben die ganze Welt bereist und etwa die Mittelmeerkost mit ihren Kräutern und ihrem Olivenöl, die französische Küche mit ihrem Rotwein und der Gänseleber und die japanische Küche mit ihren gesunden, fetthaltigen, frischen Fischen untersucht. Sie waren in Ländern, in denen Menschen besonders alt werden, wie in Süditalien oder China, und haben herausgefunden, dass die Menschen im Hunzatal (im Karakorum-Gebiet von Pakistan) Aprikosenkerne mahlen und mit ihrer einfachen Nahrung zu sich nehmen.
Es geht aber nicht um diesen oder jenen Inhaltsstoff, der uns Gesundheit und ein langes Leben bereitet. Das ultimative Elixier gibt es nicht. Es ist oft das Gegenteil: das einfache, entbehrungsreiche, meditative Leben mit natürlichen Lebensmitteln und traditionellen Kombinationen sowie Zubereitungsarten, abgestimmt auf die Person, das Klima, das Lebensalter usw. Es ist mehr als die Summe aller Teile, die wir messen und verstehen können. Eine gesunde Ernährung ist nicht mit dem Mikroskop zu erkennen, es hilft uns aber, das eine oder andere in unseren westlichen Denkmustern besser zu verstehen.

Als Hauptbestandteile der menschlichen Ernährung galten seit dem 19. Jahrhundert Proteine, Fette und Kohlenhydrate. Die Qualität der Ernährung wurde bis zur Entdeckung der Vitamine und Vitalstoffe ausschließlich an der Zufuhr von Nahrungsenergie gemessen. Heute sind viele verschiedene Ernährungsformen aktuell: Paleo, Veganismus, Rohkost-Ernährung, Frutarismus, Flexitarismus – die Trends bei alternativen Ernährungsformen reichen von A–Z, von absurd bis zwanghaft. Für jede finden sich stichhaltige Argumente und begeisterte Fans. Es gibt kaum eine Wissenschaft, die so viel Widersprüchliches hervorbringt, wie die Ernährungswissenschaft. Der Veganismus bildet für mich allerdings eine Ausnahme. Er hat sehr viel Innovation in die festgefahrenen Strukturen der Ernährungslehre gebracht und gezeigt, dass man damit nicht nur gesund, sondern auch absolut ökologisch leben kann.

Fünf Elemente für eine ganzheitliche Energieaufnahme

Als Grundsatz gilt: Verwenden Sie nach Möglichkeit alle fünf Geschmacksrichtungen (bitter, süß, scharf, salzig, sauer) in Ihrem Essen, damit gewährleisten Sie, dass alle Organe harmonisch angesprochen werden. Jede Mahlzeit, die zu sehr in die eine oder andere Geschmacksrichtung fällt, bedingt, dass Ihr Gaumen kurze Zeit später wieder Ausgleich durch Appetit auf etwas anderes sucht. Ein ganzheitliches Essen soll beispielsweise aus süßen Getreide- und Gemüsesorten, scharfen Gewürzen, salzigen Mineralstoffen (Algen, Hülsenfrüchten, Miso), sauren Komponenten (Zitrone, Tomatenmark, frischen Kräutern) und bitteren Gewürzen (Kurkuma, Thymian) oder Salaten bestehen.

Warum sind die fünf Geschmacksrichtungen so wichtig?

Sie sind ein Synonym für die verschiedenen Stoffe, Vitamine, Spurenelemente, Mikronährstoffe etc., die wir brauchen, um gesund zu sein. Dazu müssen wir alle Geschmacksrichtungen in einem ausgewogenen Verhältnis zu uns nehmen.
Nach modernem Wissensstand könnte man folgende Zuordnung treffen:

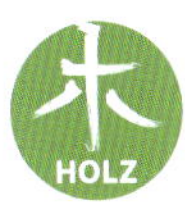

Holz-Element = **Vitamine, sekundäre Pflanzenstoffe** (erfrischende kühlende, säuerliche, kinetische Energie)

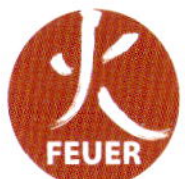

Feuer-Element = **Energie, Katalysator der Transformation** (bittere, lichtartige, verdauungsfördernde thermische Energie)

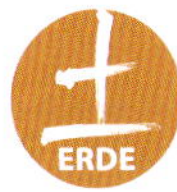

Erde-Element = **Kohlenhydrate, Fette und Ballaststoffe** (süße, nährende, sättigende, materialisierte Energie)

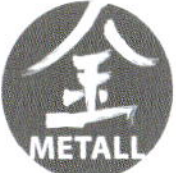

Metall-Element = **Mineralstoffe, Spurenelemente, Bakterien** (scharfe, metallische, synthetisierende, transformierende Stoffe)

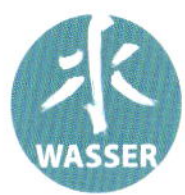

Wasser-Element = **Eiweiß** (salzige, verflüssigende, mineralhaltige, thermische Energie)

Alle Lebensmittel können einzelnen oder mehreren Wandlungsphasen entsprechen, wodurch wir eine Matrix für die Zuordnung in unserem Körper erhalten. Das muss nicht zwangsläufig bedeuten, dass beispielsweise alle dem Feuer-Element zugerechneten Nahrungsmittel das Herz oder den Dünndarm heilen, sie haben jedoch einen Bezug dazu, wie nachstehende Tabelle verdeutlicht.

Klassifizierung von Nahrungsmitteln nach den fünf Wandlungsphasen in der TCM

	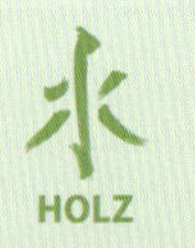 HOLZ	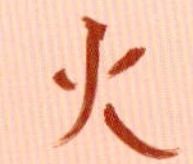 FEUER	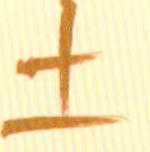 ERDE	METALL	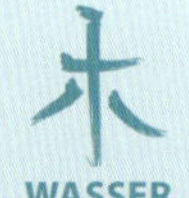 WASSER
	Leber/Galle	**Herz/Kreislauf/ Dünndarm**	**Milz/Magen**	**Lunge/ Dickdarm**	**Niere/Blase**
	sauer, zieht zusammen, bewahrt die Säfte, befestigt, adstringiert	**bitter,** leitet nach unten, trocknet, entzündungshemmend, antitoxisch	**süß,** befeuchtet, nährt, entspannt, harmonisiert, verschleimt	**scharf,** öffnet, zerstreut, verteilt, schweißtreibend, trocknet Nässe	**salzig,** weicht auf, führt ab, löst Ansammlungen auf
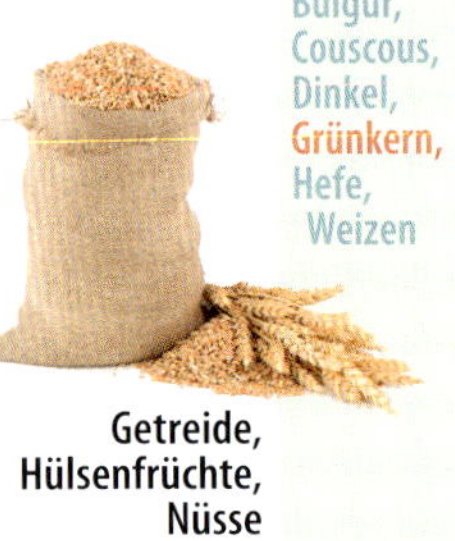 Getreide, Hülsenfrüchte, Nüsse	Bulgur, Couscous, Dinkel, Grünkern, Hefe, Weizen	Buchweizen, Roggen	Amaranth, Erdnuss, Gerste, Haselnuss, Hirse, Kastanie, Kokosmilch, Mais, Mandeln, Pinienkerne, Pistazien, Reis (Rundkorn), süßer Sago, Sesam, Sonnenblumenkerne, Walnuss	Hafer, Reis (Langkorn)	Bohnen, Fisolen, Kichererbsen, Linsen, Mungbohne
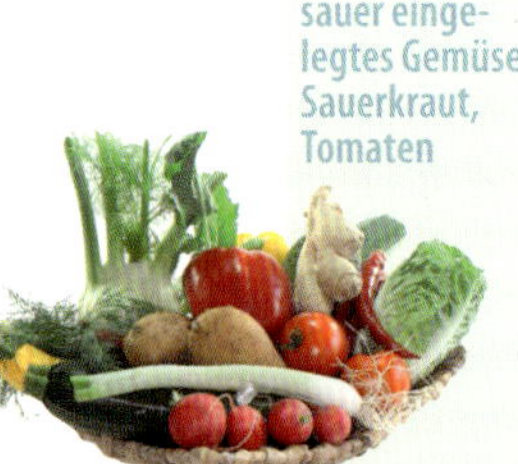 Gemüse	Essiggurken, sauer eingelegtes Gemüse, Sauerkraut, Tomaten	Artischocken, Chicorée, Feldsalat (allgemein), Löwenzahn, Rosenkohl	Avocado, Brokkoli, Champignon, Chinakohl, Erbsen, Fenchel, Gurke, Karotte, Kartoffel, Kohl, Kürbis, Mangold, Melanzani, Paprika (süß), Rote Rübe, Schwarzwurzel, Sellerie, Spargel, Spinat, Süßkartoffel, Zucchini	Frühlingszwiebel, Knoblauch, Kohlrabi, Kresse, Lauch, Rettich, Radieschen, Schalotte, Zwiebel	Algen, Agar-Agar
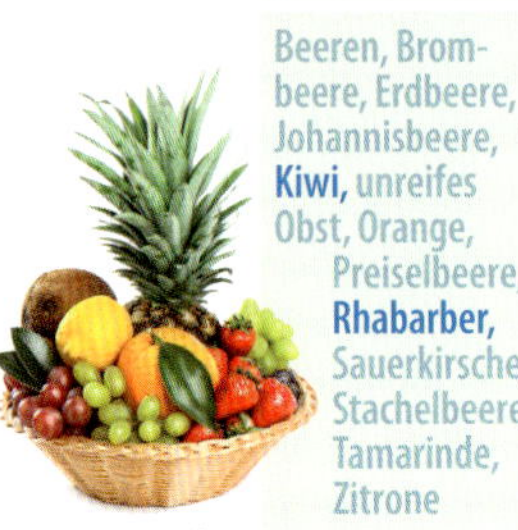 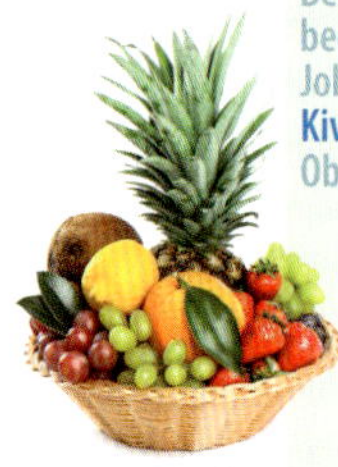 Obst	Beeren, Brombeere, Erdbeere, Johannisbeere, Kiwi, unreifes Obst, Orange, Preiselbeere, Rhabarber, Sauerkirsche, Stachelbeere, Tamarinde, Zitrone	Grapefruit, Holunderbeere, Quitte	Ananas, Apfel, Banane, Birne, Brombeere, Dattel, Feige, Heidelbeere, Himbeere, Honigmelone, Mango, Marille, reifes/süßes Obst, Pfirsich, Pflaume, Rosine, Süßkirsche, Traube, Wassermelone		

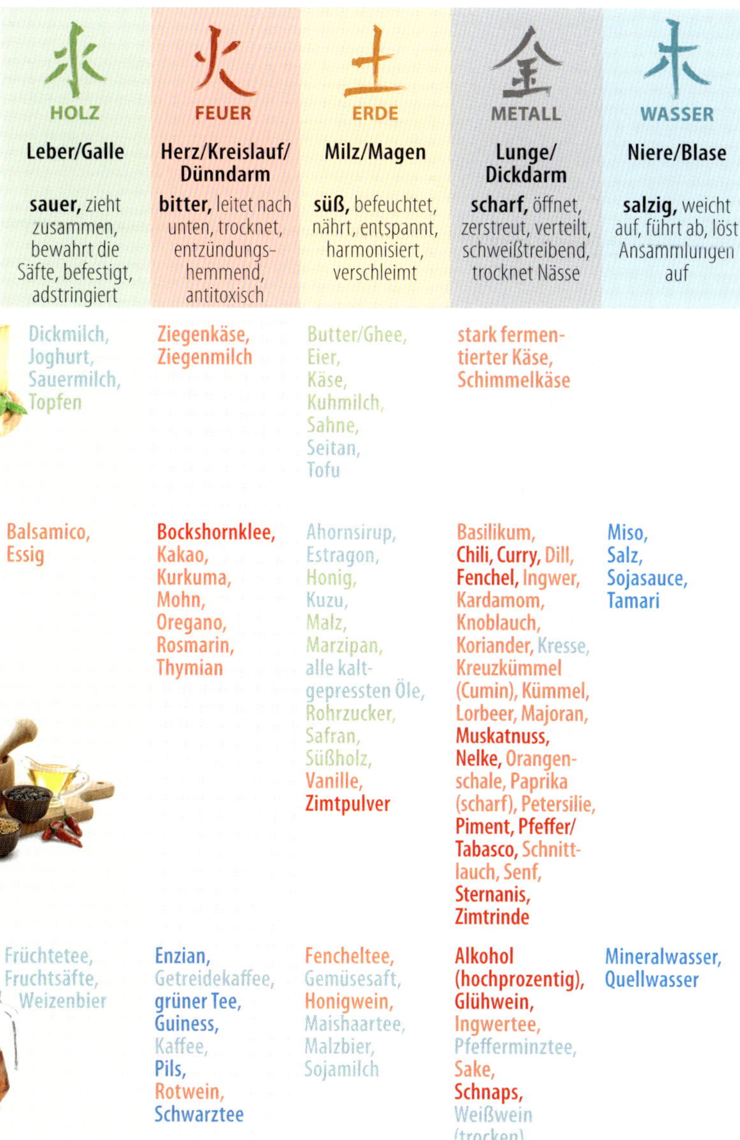

	氺 HOLZ	火 FEUER	土 ERDE	金 METALL	木 WASSER
	Leber/Galle	**Herz/Kreislauf/ Dünndarm**	**Milz/Magen**	**Lunge/ Dickdarm**	**Niere/Blase**
	sauer, zieht zusammen, bewahrt die Säfte, befestigt, adstringiert	**bitter,** leitet nach unten, trocknet, entzündungshemmend, antitoxisch	**süß,** befeuchtet, nährt, entspannt, harmonisiert, verschleimt	**scharf,** öffnet, zerstreut, verteilt, schweißtreibend, trocknet Nässe	**salzig,** weicht auf, führt ab, löst Ansammlungen auf
Milchprodukte	Dickmilch, Joghurt, Sauermilch, Topfen	Ziegenkäse, Ziegenmilch	Butter/Ghee, Eier, Käse, Kuhmilch, Sahne, Seitan, Tofu	stark fermentierter Käse, Schimmelkäse	
Gewürze, Zutaten	Balsamico, Essig	Bockshornklee, Kakao, Kurkuma, Mohn, Oregano, Rosmarin, Thymian	Ahornsirup, Estragon, Honig, Kuzu, Malz, Marzipan, alle kaltgepressten Öle, Rohrzucker, Safran, Süßholz, Vanille, Zimtpulver	Basilikum, Chili, Curry, Dill, Fenchel, Ingwer, Kardamom, Knoblauch, Koriander, Kresse, Kreuzkümmel (Cumin), Kümmel, Lorbeer, Majoran, Muskatnuss, Nelke, Orangenschale, Paprika (scharf), Petersilie, Piment, Pfeffer/ Tabasco, Schnittlauch, Senf, Sternanis, Zimtrinde	Miso, Salz, Sojasauce, Tamari
Getränke	Früchtetee, Fruchtsäfte, Weizenbier	Enzian, Getreidekaffee, grüner Tee, Guiness, Kaffee, Pils, Rotwein, Schwarztee	Fencheltee, Gemüsesaft, Honigwein, Maishaartee, Malzbier, Sojamilch	Alkohol (hochprozentig), Glühwein, Ingwertee, Pfefferminztee, Sake, Schnaps, Weißwein (trocken), Whisky, Yogitee	Mineralwasser, Quellwasser

Die Thermik ist farblich dargestellt: **HEISS ERWÄRMEND NEUTRAL ERFRISCHEND/KÜHLEND KALT**

Wie die Tabelle zeigt, haben Geschmacksrichtungen eine eindeutige Funktion auf den Körper. Der Geschmack ist der Schlüssel zum richtigen Lebensmittel.

Scharf zerstreut und seine Energie geht nach außen, es befreit die Oberfläche.
Süß harmonisiert und entspannt (dämpft) und seine Energie ist aufsteigend, daher tonisiert es die Erde (Milz und Magen).
Bitter ist ausleitend und lässt sinken, es vertreibt Überschüssiges.
Sauer sammelt und seine Natur ist adstringierend.
Bland/Fad regelt das Durchsickern und seine Natur ist, Wasser zu lösen, es klärt durch Trennung.
Salzig wirkt aufweichend und lässt absinken, es löst Stagnation.

Darüber hinaus gibt es die sogenannten Botschaftsgeschmäcker. Das bedeutet, dass der jeweilige Geschmack ein entsprechendes Organ adressiert:

„Sauer reist zur Leber, scharf wandert zur Lunge, bitter wirkt auf das Herz, salzig geht zu den Nieren und süß betritt die Milz ...
Sauer reist in die Sehnen, bitter reist ins Blut, scharf reist zum Qi, süß reist zum Fleisch, salzig reist in die Knochen.“[12]

Die Ausgewogenheit der Elemente und Nährstoffe ist der Schlüssel zu einer gesunden Ernährung. Jeder Geschmack löst in unserem Körper eine Funktion aus. Quantitativ gesehen brauchen wir vor allem Nahrungsmittel mit leicht süßlichem Geschmack (Erde-Element) wie etwa von einer Karotte, Kartoffel, von Polenta oder Fenchelgemüse. Diese Art von Süße entspannt und gibt Kraft. Das deckt sich auch mit den aktuellen Vorgaben der EAT-Lancet-Diät, ein Zugang, der die Übereinstimmung der Wissenszweige aufzeigt, die uns hilft, beide Welten zu verstehen.

Die fünf Wandlungsphasen – Geschmäcker und Wirkung

	HOLZ	FEUER	ERDE	METALL	WASSER
Organe	Leber Gallenblase	Herz Dünndarm	Milz Magen	Lunge Dickdarm	Niere Blase
Farbe	grün, blau	rot	gelb	weiß	schwarz
Botschaftsgeschmack, so meldet es der Körper zurück	sauer	bitter	süß	scharf	salzig
Geschmack zum Sammeln der Substanz (YIN)	sauer	süß, salzig	süß	sauer, bitter	bitter, salzig
Geschmack zum Mäßigen des Organs	bitter, sauer	bitter, salzig, süß	bitter	scharf, bitter	salzig, fad
Geschmack zum Anregen der Energie (Yang)	scharf, sauer	scharf, salzig	scharf, süß	scharf, sauer	scharf, salzig
Sinn	sehen	sprechen	schmecken	riechen	hören
Wirkrichtung	aufsteigend, oben	zerstreuend, außen	in der Mitte	absenkend, unten	zusammenziehend, innen
Geruch	beißend	verbrannt	aromatisch	ranzig	faulig

Nicht nur in Bezug auf den Geschmack oder ein Symptom, sondern auch in Übereinstimmung mit dem Wetter, dem Klima, der Tageszeit, dem Alter und der eigenen Konstitution gilt es die richtigen Nahrungsmittel zu wählen. Darüber hinaus verlangt jedes Nahrungsmittel nach einer entsprechenden Kombination von Gewürzen und Zubereitungsart. Was wird gedämpft? Was wird gegrillt? Was wird kurz oder lange gekocht? Wer sollte was roh essen? Das Wissen

in der Chinesischen Medizin darüber ist enorm und so exakt, dass es als tägliches Heilmittel angesehen werden kann. Die Stärken der Chinesischen Medizin und Ernährungslehre liegen vor allem in der Behandlung von sogenannten funktionellen Krankheiten (Beschwerden ohne organische Ursache), bei denen mit westlichen Methoden noch keine strukturellen Veränderungen zu erkennen sind.
Mit dem Wissen über die fünf Elemente oder Wandlungsphasen, die Geschmäcker und Wirkrichtungen, den Organbezug und den Vergleich zur modernen Ernährungswissenschaft können wir uns nun der praktischen Umsetzung widmen. Um diese anhand von Speisen anschaulicher zu machen, möchte ich in der Folge beispielhaft zehn Gerichte vorstellen, mit denen Sie konkrete Beschwerden, Symptome oder Schwächen ausgleichen können. Dabei versinnbildlicht jedes der fünf Elemente einen Funktionsbereich des Körpers, der gestärkt oder gemindert werden soll. Haben Sie erhöhte Leberwerte, sollten Sie das Holz-Element mindern und ausleiten. Haben Sie eine schwache Verdauung, sollten Sie Ihre Erde stärken. Haben Sie eine Niereninsuffizienz, gilt es das Wasser-Element zu stärken. Haben Sie jedoch gerade Sand und Zysten in den Nieren, müssen Sie diese ausleiten. So ergeben sich für jedes der fünf Elemente zwei grobe Möglichkeiten, zwei Gerichte.

Rezepte nach TCM

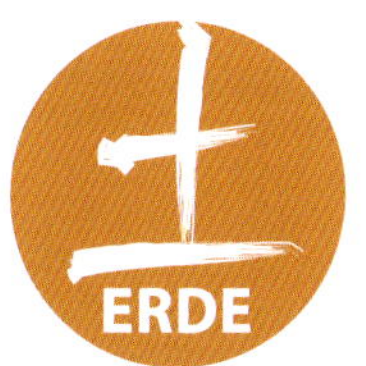

Erde-Element mindern

Zu viel Erde bedeutet meist Übergewicht oder Schleim im Körper. Die Erde-Kräfte wiegen zu schwer, das Gewebe und die Muskeln werden üppig und auch zu feucht. Es entsteht ein trübes, gäriges Milieu im Körper.
Klassische Symptome dafür sind: Adipositas, Akne, riechender Schweiß, Mundgeruch, Entzündungen im Mundraum, Gastritis, Heißhunger, Sodbrennen, Darmerkrankungen, übel riechende Ausscheidungen. Es betrifft den Magen, die Milz, die Bauchspeicheldrüse, das Gewebe, die Muskeln und den Bauch allgemein. Der Magenmeridian geht entlang der Vorderseite des Körpers und durchdringt den Kiefer, die Brust und die Knie. Oft sind Erde-Erkrankungen verantwortlich für Kiefer- und Zahnprobleme, Brustkrebs, Meniskusbeschwerden sowie Fußpilz. Die Psyche ist stark, diese Menschen reden viel und können sich an alles erinnern, bleiben jedoch in ihren kreisenden, grübelnden Gedanken und es dreht sich viel um Besitz und Essen.
Um die Erde zu sedieren und zu reinigen, bedarf es meist des bitteren Geschmacks, um die Feuchtigkeit und Hitze abzuleiten.

Mediterrane Mungbohnen-Grünkohlsuppe

Zutaten für ca. 3 l Suppe:

Erde: Olivenöl
½ Grünkohl, mittelgroß
2 Stangen Sellerie
1 kleiner Zucchino
2–3 l Gemüsebrühe (je nach gewünschter Konsistenz)

Metall: 50 g Basmatireis
1 TL Kümmel, geschrotet
1 Lorbeerblatt
Wasser: 400 g Mungbohnen
Salz
Holz: 5 Tomaten
2 EL Tomatenmark
1 Handvoll Radieschensprossen
1 Bund frische Petersilie
Feuer: 1 TL Kurkuma
Abrieb einer Bio-Zitrone

Vorbereitung:

1. Mungbohnen 24 Stunden vorher in kaltem Wasser ansetzen – nach 12 Stunden das Wasser abgießen und wieder mit frischem ansetzen. (Sie brechen auf und keimen leicht an.)
2. Stangensellerie sowie Grünkohl in feine Streifen schneiden, Zucchino würfelig schneiden.
3. Reis waschen.
4. Tomaten an der Unterseite kreuzförmig einschneiden und in kochendem Salzwasser 4 Minuten blanchieren, danach in Eiswasser abschrecken – die Haut abziehen und würfelig schneiden. (Alternativ können auch Tomatenstücke aus der Dose verwendet werden.)
5. Petersilie fein schneiden, Zitrone waschen und die Schale abreiben.

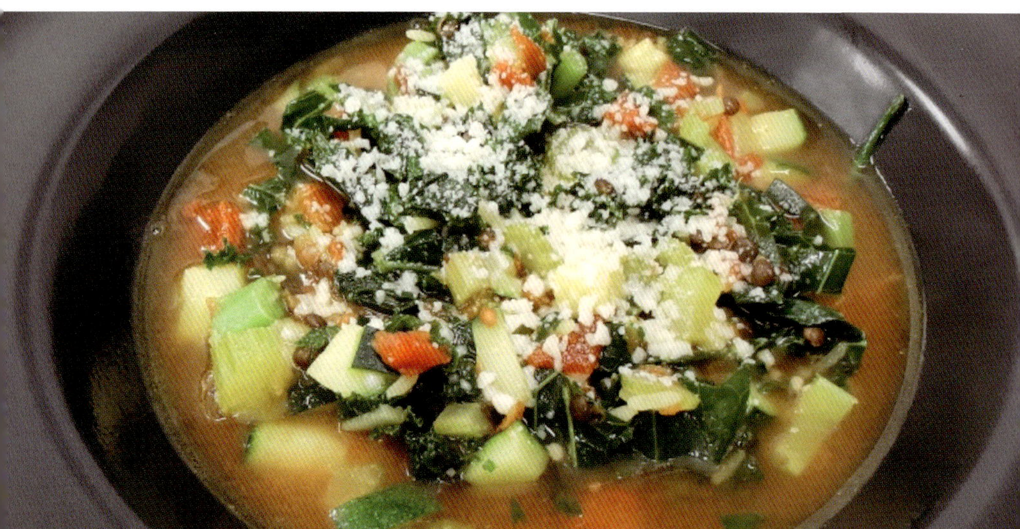

Zubereitung:

1. Etwas Olivenöl erhitzen und geschnittenen Stangensellerie, Zucchiniwürfel sowie Grünkohl dazugeben und kurz anbraten.
2. Alles mit Gemüsebrühe aufgießen.
3. Reis, Kümmel und Lorbeerblatt hinzugeben.
4. Mungbohnen abseihen und zur Suppe geben, salzen.
5. Anschließend die gewürfelten Tomaten sowie das Tomatenmark hinzufügen.
6. Mit Kurkuma und Zitronenschale abschmecken und die Suppe ca. ½ Stunde köcheln lassen.
7. Anrichten und mit frischer Petersilie und Radieschensprossen verfeinern (eventuell auch mit Parmesan).

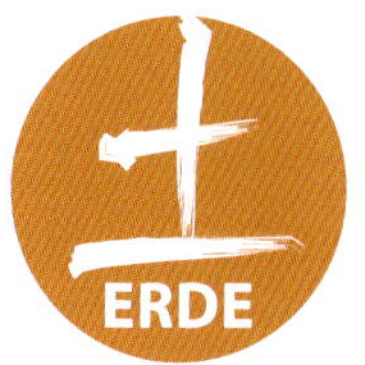

Erde-Element stärken

Zu wenig vom Erde-Element bedeutet das Gegenteil vom vorher skizzierten Beispiel. Der Mensch ist untergewichtig, tut sich schwer, zu verdauen und Gewicht zuzunehmen. Das Milz-Qi ist zu schwach, um Nahrung gut zu verstoffwechseln.

Klassische Symptome dafür sind: Schwächezustände, Nahrungsallergien, Trockenheit der Körperflüssigkeiten, Blutarmut, Verdauungsbeschwerden, Müdigkeit, Gewichtsabnahme, Blähungen, Nahrungsmittelunverträglichkeiten, breiiger Stuhlgang, Hunger, aber kein Appetit, kein Durstgefühl, Lust auf Süßes (meist unverträglich), Schwäche der Muskeln, Konzentrationsschwäche, der gegenwärtige Geist ist instabil.

Um die Erde zu stärken, brauchen wir meist etwas Süßes, um die Mitte zu festigen. Wer der Meinung ist, Zucker sei die Lösung, liegt falsch. Mit dem traditionellen, süßen Geschmack ist mehr der neutrale, nährende einer Süßkartoffel oder der von Getreide gemeint. Wenn unser Magen-Feuer zu schwach ist, benötigen wir zusätzlich den scharfen Geschmack, um den Stoffwechsel anzuregen.

Quinoa-Süßkartoffelpuffer auf Karottensauce

Zutaten für 4 Personen:

Erde: 100 g Quinoa
1 große Süßkartoffel
1 rote Paprika
3–4 EL Kichererbsenmehl
2 TL Reissirup
1 Ei
100 g Sesam
6 Karotten
100 ml Kokosmilch
Olivenöl

Metall: 1 Zwiebel
1 TL frisch geriebener Ingwer
1 TL frischer Koriander
½ TL Kreuzkümmel
½ TL Kardamom
1 Msp. Pfeffer

Wasser: Salz

Holz: 1 TL Zitronensaft

Feuer: ½ TL Kurkuma
½ TL Paprikapulver (edelsüß)

Vorbereitung:

1. Quinoa heiß abspülen und anschließend ohne Zugabe von Fett in einem Topf kurz anrösten. Mit der doppelten Menge Wasser aufgießen, salzen, aufkochen lassen. Nun die Herdplatte auf kleinste Flamme zurückdrehen, den Topf zudecken und Quinoa aufquellen lassen, bis die Flüssigkeit vollständig aufgesogen ist.
2. Süßkartoffel schälen, in Würfel schneiden und in kochendem Salzwasser weich dünsten, abseihen und mit der Gabel zerdrücken.
3. Zwiebel schälen, würfelig klein schneiden und in etwas Olivenöl anschwitzen.

4. Paprika würfelig klein schneiden.
5. Ingwer schälen und fein reiben.
6. Frische Korianderblätter klein schneiden.

Zubereitung Karottensauce:

1. Karotten schneiden und in Salzwasser weich kochen.
2. Anschließend die Karotten mit etwas Flüssigkeit und Kokosmilch im Standmixer pürieren und mit Ingwer und Salz abschmecken.

Zubereitung Quinoapuffer:

1. Für die Masse Quinoa, Süßkartoffel, Zwiebel, Paprika, Ei, Reissirup und Kichererbsenmehl vermengen und mit Kreuzkümmel, Kardamom, Koriander, Pfeffer, Salz, Zitronensaft, Paprikapulver und Kurkuma würzen.
2. Daraus Laibchen formen und diese mit Sesam bestreuen.
3. In Olivenöl goldbraun herausbraten und mit Karottensauce anrichten.

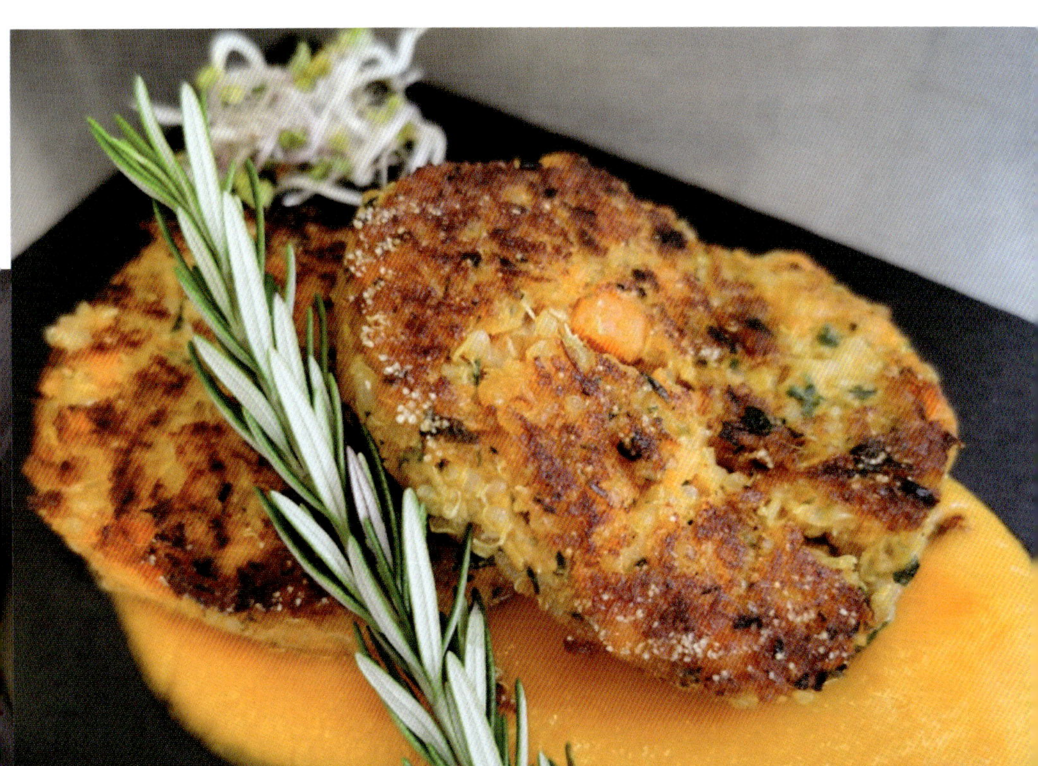

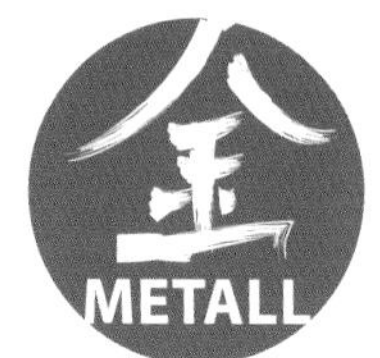

Metall-Element stärken

Wenn Lunge und Dickdarm geschwächt sind, ist das ein Zeichen einer Trennung zwischen der animalischen, instinktiven Seite des Körpers und dem kognitiven, denkenden Geist. Die Strahlenbelastung, die Umweltverschmutzung, die Digitalisierung sowie die Entfremdung der Menschen von der Natur tragen sehr dazu bei, dass wir unsere natürlichen Instinkte verlieren. Die Menschen sind schweigsam, depressiv und reagieren überempfindlich auf äußere Einflüsse. Generell machen sie einen traurigen Eindruck und haben wenig positive Gedanken für die Zukunft.

Klassische Symptome dafür sind: kraftloses Husten, Erkältungsanfälligkeit, leise Stimme, keuchen, blasse Gesichtsfarbe und Darmatonie. Zur Stärkung des Metalls brauchen wir meist den sauren Geschmack, um die Lunge zu sammeln. Handelt es sich um Hitze, sollte das Saure mit Bitterem kombiniert werden.

Blumenkohl-Birnensuppe mit Walnuss-Beerentopping

Zutaten für 4 Personen:

Erde: 1 kleiner Blumenkohl
2 Birnen
1 l Gemüsebrühe
100 ml Kokosmilch
2 EL Mandelmus
Olivenöl
12 Walnusshälften
100 g Heidelbeeren

Metall: 1 Zwiebel
1 Prise Pfeffer

Holz: 1 Schuss Zitronensaft
Kresse

Wasser: Salz

Feuer: 1 Prise Bockshornkleesamen, gemahlen

Vorbereitung:

1. Blumenkohl waschen und in kleine Röschen teilen, Birnen schälen, entkernen und in Stücke schneiden.
2. Walnusshälften ohne Fett anrösten.
3. Zwiebel schälen und würfelig klein schneiden.
4. Petersilie fein schneiden.

Zubereitung:

1. Zwiebel in etwas Olivenöl glasig anschwitzen.
2. Blumenkohlröschen sowie Birnenstücke hinzugeben und mit Gemüsebrühe aufgießen. Alles zusammen ca. 20 Minuten leicht köcheln lassen.
3. Kokosmilch hinzugeben, mit Pfeffer und Salz würzen, mit Zitronensaft und Bockshornkleesamen abschmecken und mit Mandelmus verfeinern.
4. Nun alles in einem Standmixer pürieren, anrichten und mit gerösteten Walnüssen, Heidelbeeren und frischer Kresse garnieren.

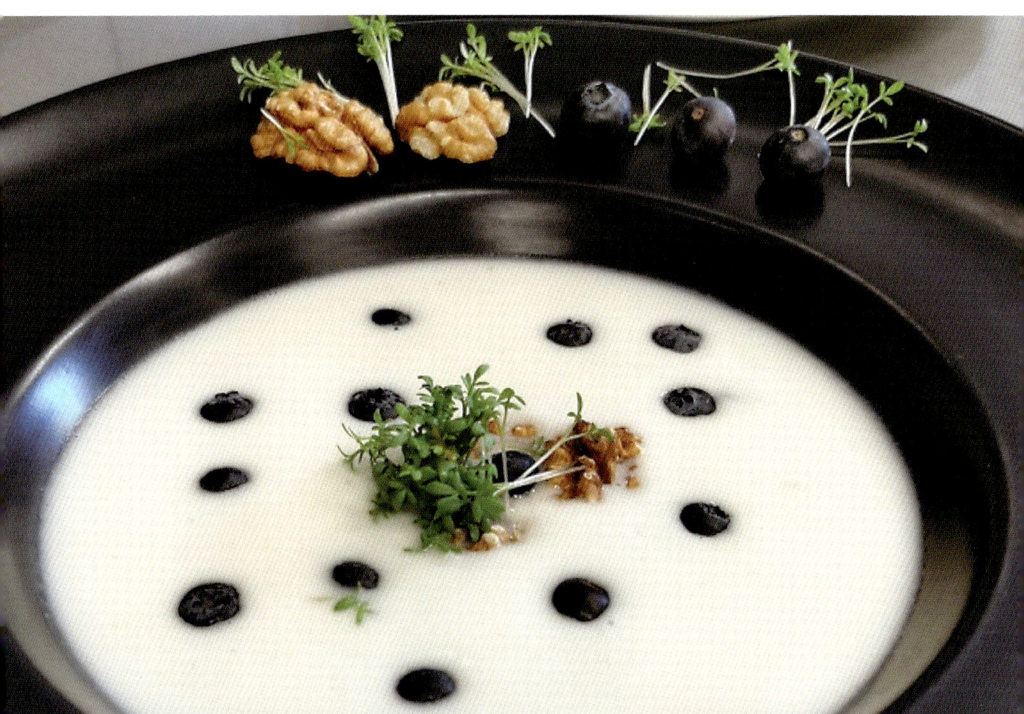

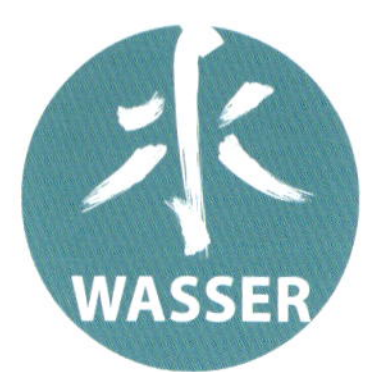

Wasser-Element mindern

Eine starke Niere und Blase sind in jeder Hinsicht wünschenswert. Dennoch gibt es Fülle-Muster im Bereich der Wasserwege unseres Körpers. Wassermenschen sind Machtmenschen, sie sind sehr robust und haben gute Gene, diese Menschen werden alt. Sie zweifeln wenig an ihrer Persönlichkeit und können die Hindernisse des Lebens leichter überwinden. Ein Zuviel an „Wasser“ kann jedoch genauso Probleme verursachen. **Klassische Symptome dafür sind:** Nierensteine, Blasensteine, Ödeme, Zysten, Verkalkungen, jede Art von Wucherung, besonders im Bereich der Knochen und Gelenke, auch Osteoporose, erhöhter Blutdruck und feuchtes Gewebe.
Um das Wasser-Element zu schwächen, also die Fließeigenschaften zu verbessern, damit Ansammlungen vermieden werden können, bedarf es des salzigen (auflösenden) Geschmacks. Der fade Geschmack leitet zusätzlich nach unten und klärt die Substanz.

Geschmorter Krautsalat mit Algen und Rübengemüse

Zutaten für 4 Personen:

Erde:	½ Kopf Weißkraut
	½ l Gemüsebrühe mit Misopaste
	Sesamöl
	2 TL Reissirup
	50 g Sesam
	2 Karotten
	1 gelbe Rübe
Metall:	½ Zwiebel
	1 TL frisch geriebener Ingwer
	Kümmel, geschrotet
Wasser:	150 g Algen (Wakame)
	200 ml Wasser
Holz:	Saft von 2 Limetten
Feuer:	1 kleine Chilischote

Vorbereitung:

1. Strunk vom Weißkraut entfernen und dieses anschließend in feine Streifen (Julienne) schneiden.
2. Karotten und gelbe Rübe schälen, in ca. 4 mm dicke Scheiben schneiden und danach in Salzwasser bissfest kochen.
3. Zwiebel schälen und würfelig klein schneiden. Ingwer schälen und reiben.
4. Chilischote klein schneiden.
5. Sesam ohne Öl anrösten, bis er etwas Farbe erhält.

Zubereitung:

1. Zwiebel in etwas Sesamöl glasig anrösten.
2. Weißkraut dazugeben und scharf anbraten.
3. Mit Miso-Gemüsebrühe ablöschen und so lange köcheln lassen, bis das Wasser aufgesogen ist.
4. Mit Kümmel würzen.
5. Für die Marinade den Reissirup mit Ingwer, Limettensaft, Wasser, der Chilischote und 2 EL Sesamöl gut vermischen.
6. Weißkraut, Algen, gekochte Karotten und gelbe Rübe mit der Marinade vermengen, anrichten und mit geröstetem Sesam bestreuen.

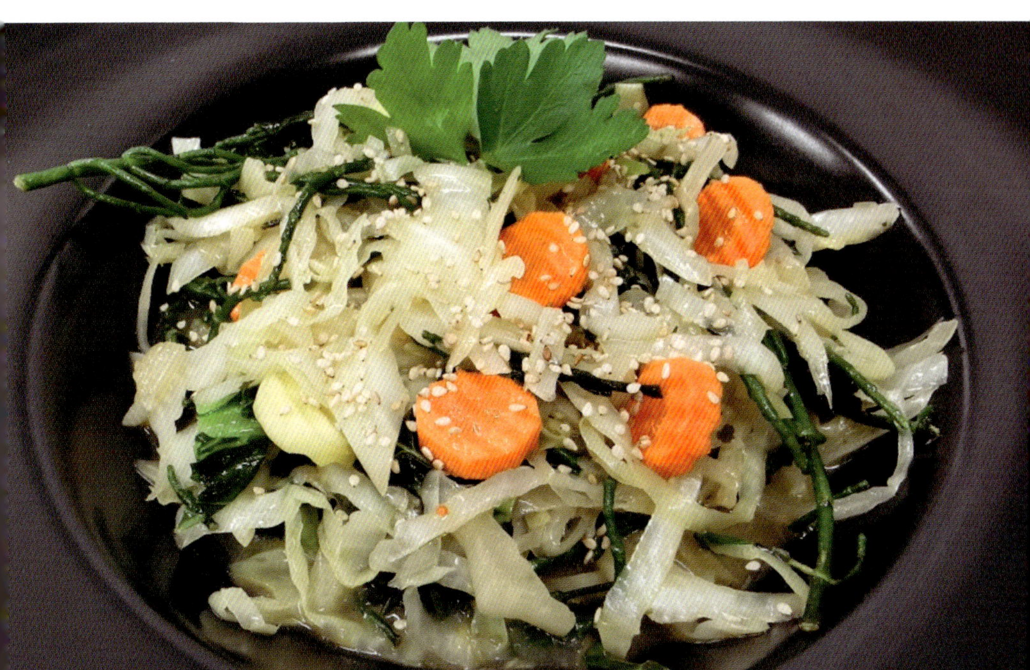

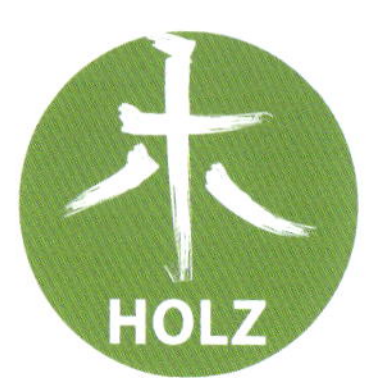

Holz-Element mindern

Ein zu starkes Holz-Element führt zu Rigidität, Krämpfen und Spannung im Körper. Die Menschen sind groß und dünn, haben einen starken Muskeltonus, sind angespannt und grantig. Leber und Galle sind überaktiv, das führt zu Kopfschmerzen, Ohrensausen, Hypertonie, einer dunklen Gesichtsfarbe, Entzündungen der Leber und der Galle. Von Holz geprägte Menschen hängen in der Vergangenheit und haben oft mit Themen und Traumata ihrer Kindheit zu kämpfen. Nichtsdestotrotz wollen sie vorwärtskommen, sind LeistungsträgerInnen, SportlerInnen und AbenteurerInnen.
Weitere klassische Symptome dafür sind: Infektionskrankheiten der Leber, Gallensteine, ständiges Seufzen, Unruhe, gynäkologische oder Menstruationsbeschwerden, Sehstörungen, Gastritis, Steifheit der Gliedmaßen. Jede Form von Entspannung ist hier gut.
Um ein zu starkes Holz-Element (Hitze) zu mindern, hilft vor allem der bittere Geschmack. Je nach Typologie sollte er mit dem sauren Geschmack kombiniert werden, da sauer die Leber zusammenzieht und mäßigt.
Ausnahmsweise sind an dieser Stelle zwei Gerichte angeführt. Der Grund ist, dass die „Leber", um Sie zu entgiften, unbedingt auch Rohkost benötigt. Der Löwenzahnsalat eignet sich dafür besonders gut.

Brennnesselsuppe

Zutaten für 4 Personen:

Erde:	1 EL Sonnenblumenöl
	5 Kartoffeln, mittelgroß
	1 ⅛ l Gemüsebrühe
Metall:	1 Zwiebel
	Pfeffer
	1 TL geriebene Muskatnuss
Wasser:	Salz
	Sojasauce

Holz:	500 g Brennnesselblätter (am besten die jungen Spitzen)
	Saft einer Zitrone
Feuer:	1 Msp. Bockshornkleesamen, gemahlen

Vorbereitung:

1. Zwiebel schälen und klein hacken.
2. Die Kartoffeln schälen und würfelig schneiden.

Zubereitung:

1. Im erhitzten Öl Zwiebel glasig anschwitzen.
2. Kartoffeln zugeben und unter häufigem Rühren einige Minuten anbraten.
3. Mit einem Schuss Brühe ablöschen und mit Pfeffer und Salz würzen.
4. Brennnesseln hinzufügen und 5 Minuten zusammenfallen lassen.
5. Die restliche Gemüsebrühe dazugeben und 15 Minuten leicht köcheln lassen.
6. Gegen Ende der Garzeit mit Muskat würzen und mit Zitronensaft und Bockshornkleesamen abschmecken und pürieren.
7. Falls nötig, etwas Sojasauce, zusätzlich Muskat und noch ein paar Tropfen Zitronensaft zufügen. (Aber nicht zu stark würzen!)

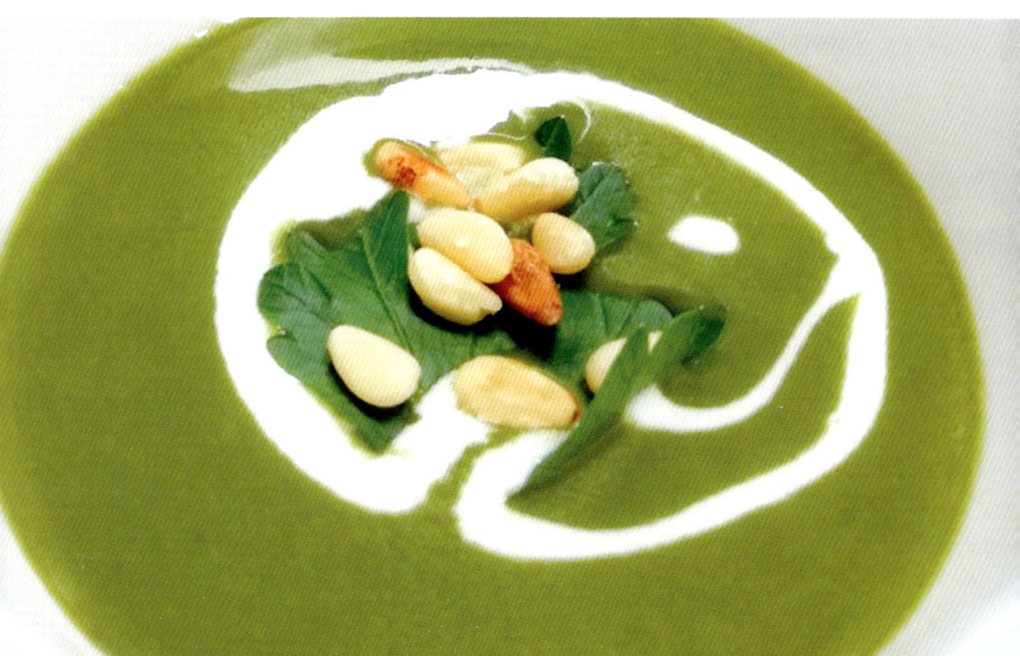

Vorbereitung:

1. Rote Rüben kochen, schälen und in ca. 4 mm dicke Scheiben schneiden.
2. Für die Cashewsahne die Cashewkerne mit heißem Wasser übergießen und 1 Stunde stehen lassen, anschließend abseihen, mit einem Stabmixer pürieren und nach und nach das Cashewwasser dazugeben, bis die Sahne eine cremige Konsistenz erhält. Mit etwas Salz abschmecken.
3. Zwiebel schälen und fein würfelig schneiden. Knoblauch schälen und fein hacken.
4. Datteln klein schneiden.
5. Blattspinat in Salzwasser blanchieren und im Eiswasser abschrecken, damit er seine Farbe bewahrt.

Zubereitung:

1. Zwiebel in etwas Olivenöl glasig anschwitzen.
2. Blattspinat hinzufügen, ebenfalls kurz mit anschwitzen. Datteln hinzufügen, mit Knoblauch, Chili, Pfeffer und Salz würzen und mit Zitronensaft abschmecken.
3. Nun wie folgt anrichten: 1 Scheibe der Roten Rübe – etwas Blattspinatmasse darauf verteilen – wieder eine Scheibe Rote Rübe – Blattspinatmasse – mit einer Scheibe Roter Rübe abschließen und die Cashewsahne auf dieser verteilen. Fertig!

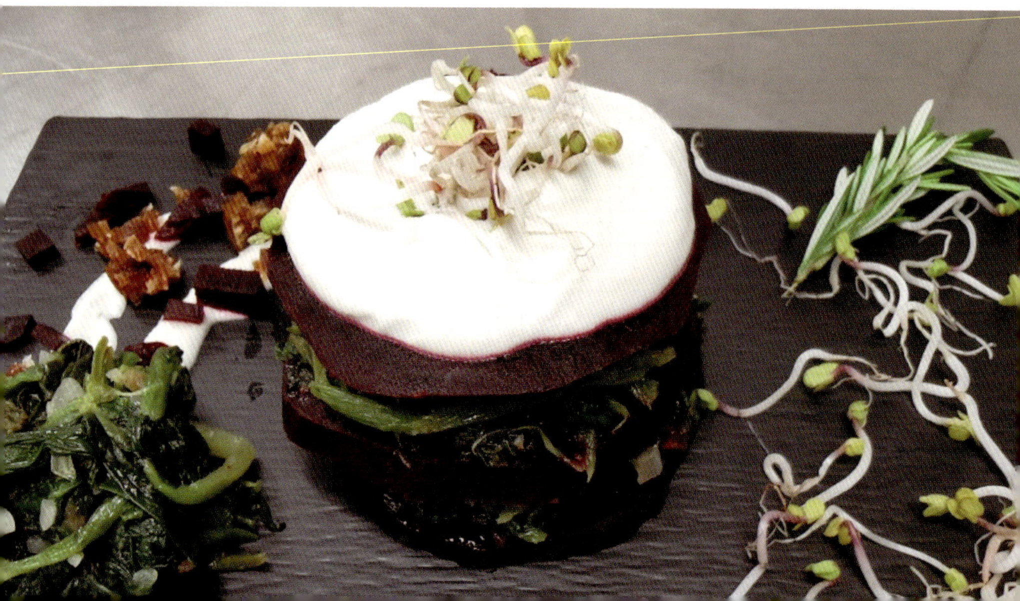

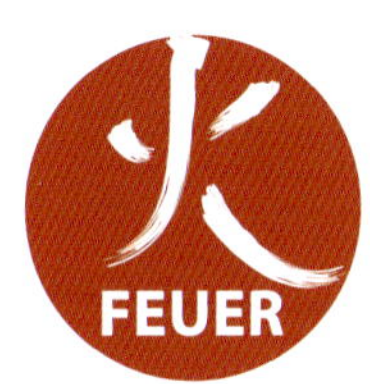

Feuer-Element mindern

Wolfgang Amadeus Mozart ist ein perfektes Beispiel für ein Zuviel des Feuer-Elements. Er hat nur so von Inspiration und Ideen gesprüht, war ein Enthusiast, die Begeisterung hat ihn nächtelang komponieren lassen. Wenn das Feuer lodert, sind wir voller Energie und Freude. Feuer kann allerdings unsere Substanz schnell verbrennen und zu Unruhe und Auszehrung führen. Es ist die Begierde nach Lust, diese Menschen reden viel und schnell, schlafen wenig und überschlagen sich.
Weitere klassische Symptome dafür sind: Schlafstörungen, Stottern, Entzündungen im Mundraum, Gastritis, Zahnfleischbluten, Besessenheit, Verwirrung, Durchblutungsstörungen, Manie und Hitze-Aversion.
Um das Feuer zu mindern, brauchen wir vor allem den süßen und bitteren Geschmack. Ist es reine Hitze, wird sie mit Bitterem (zum Beispiel Rohkost) gelöscht. Ist es eine Fülle aus Schleim und Ablagerungen in den Gefäßen, benötigen wir zusätzlich den salzigen (auflösenden) Geschmack.

Artischocken-Chicoréesalat mit Orangen und Pinienkernen

Zutaten für 4 Personen:

Erde:	500 g Chicorée (roter und gelber Chicorée)
	2 EL Reissirup
	150 g Pinienkerne
	5 EL Walnussöl
Metall:	Pfeffer
Wasser:	Salz
Holz:	2 Orangen
	½ Bund frische Petersilie
	4 EL weißer Balsamicoessig
Feuer:	1 Dose Artischockenherzen

Vorbereitung:

1. Chicorée waschen, längs halbieren und den Strunk keilförmig herausschneiden. Blätter klein schneiden.
2. Orangen schälen und Filets herausschneiden. Dabei den Saft auffangen und das restliche Fruchtfleisch ausdrücken.
3. Artischocken abseihen und grob zerkleinern.
4. Petersilie fein schneiden.
5. Pinienkerne ohne Öl anrösten, bis sie etwas Farbe erhalten.

Zubereitung:

1. Für das Dressing Reissirup mit Pfeffer, Salz, Orangensaft, Balsamicoessig und Walnussöl verrühren.
2. Chicorée mit den Artischockenherzen, den Orangenfilets und der Marinade vermengen und mit frischer Petersilie und gerösteten Pinienkernen bestreuen.

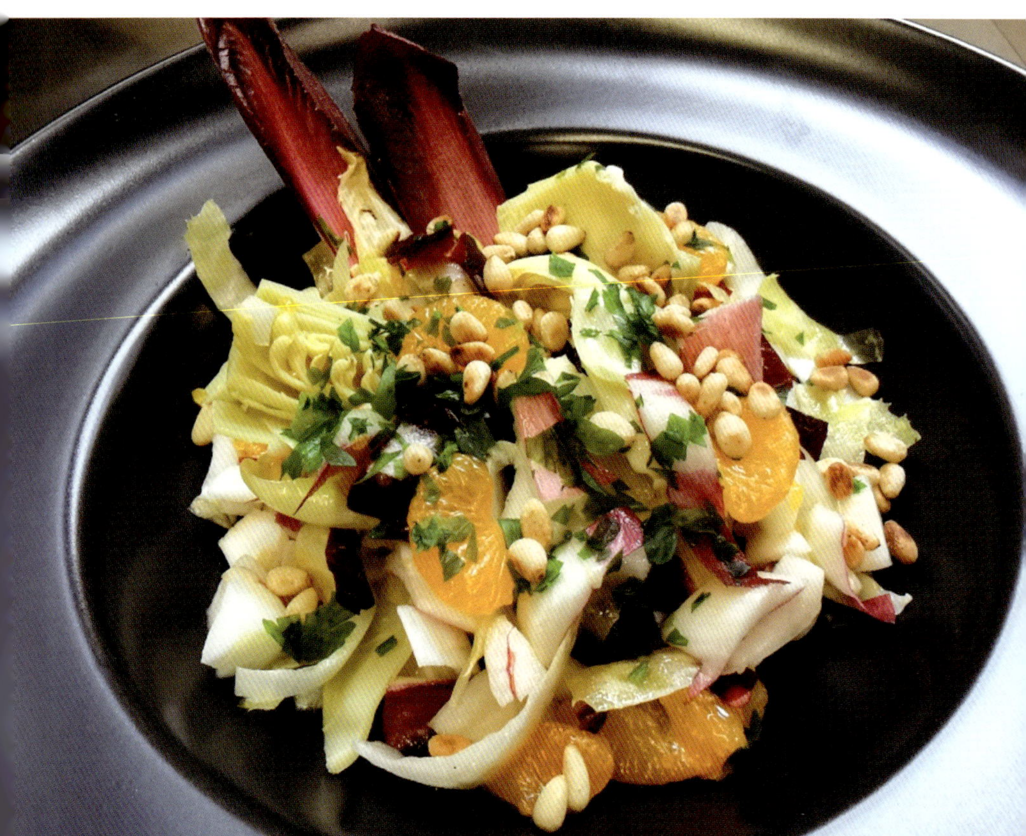

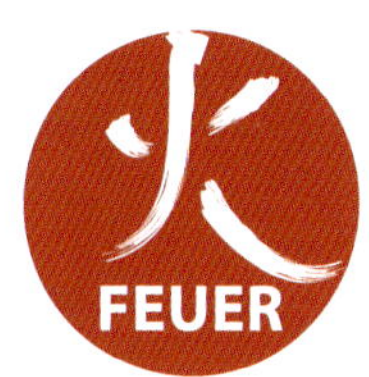

Feuer-Element stärken

Ein schwaches Feuer bedeutet, Sie leben abgeschnitten von der Leidenschaft und Freude des Lebens. Die Sonne, das Sinnbild des Feuer-Elementes, strahlt immer und überall hin, ganz ohne Wenn und Aber. Die Frage ist nur: Können wir diese Qualität in uns spüren? Ein „kaltes" Herz fühlt sich nicht gut an, es fehlt an Durchblutung und Bewegung im Körper.

Klassische Symptome dafür sind: Herzklopfen, Unverträglichkeit von Rohkost und kalten Speisen, großes Schlafbedürfnis, kalte Haut und bläuliche Lippen.

Um das Feuer zu stärken, bedarf es vor allem des salzigen und scharfen Geschmacks. Ist es reine Kälte, wird sie mit Scharfem (Gewürzen) entfacht. Ist es eine Blockade aus kaltem Schleim und Ablagerungen in den Gefäßen, benötigen wir zusätzlich den salzigen (auflösenden) Geschmack. Leidet das Herz an Substanzmangel, brauchen wir den süßlich (nährenden) Geschmack, um die Substanz des Herzens mit Blut zu füllen.

Paprika mit Buchweizenfüllung auf Tomatensauce

Zutaten für 4 Personen:

Erde:	4 rote oder gelbe Paprika
	8 Datteln
	Olivenöl
	1 EL Rohrzucker
Metall:	2 Zwiebeln
	2 Knoblauchzehen
	1 Msp. Pfeffer
Wasser:	200 ml Wasser
	Salz

Holz: 10 Tomaten
2 EL Tomatenmark
½ Bund frische Petersilie

Feuer: 150 g Buchweizen
50 ml Rotwein
100 g schnittfester Ziegenkäse
1 Zweig Rosmarin
Abrieb einer ½ Zitrone
1 Msp. Chili

Vorbereitung:

1. Buchweizen heiß abspülen und ohne Öl kurz anrösten. Mit Rotwein ablöschen, dem Wasser aufgießen und mit Salz würzen. Kurz aufkochen lassen, zudecken und auf kleinster Flamme ausquellen lassen, bis der Buchweizen bissfest und körnig ist.
2. Den Deckel der Paprika im oberen Drittel abschneiden. Paprika vom Kerngehäuse befreien, gut waschen und die weißen Innenwände entfernen.
3. Zwiebel schälen und würfelig klein schneiden. Knoblauch schälen und fein schneiden.
4. Datteln klein schneiden.
5. Ziegenkäse würfelig klein schneiden.
6. Petersilie und Rosmarin fein schneiden.
7. Tomaten an der Unterseite kreuzförmig einschneiden und in kochendem Salzwasser 4 Minuten blanchieren, anschließend in Eiswasser abschrecken – die Haut abziehen und würfelig schneiden. (Alternativ können auch Tomatenstücke aus der Dose verwendet werden.)

Zubereitung gefüllte Paprika:

1. Die Hälfte der Zwiebeln in Olivenöl glasig andünsten und danach zum gekochten Buchweizen geben. Datteln hinzugeben, pfeffern und salzen.
2. Petersilie, Rosmarin, Ziegenkäse und Zitronenabrieb beigeben und alles gut vermengen.

3. Die Paprikaschoten mit der Buchweizenmasse füllen und mit dem Paprikadeckel verschließen.
4. Etwas Olivenöl in eine Auflaufform geben, Paprika hineinsetzen und im vorgewärmten Rohr bei 220 °C ca. 20 Minuten überbacken. (Damit der Deckel nicht braun wird, können die Paprika nach 20 Minuten mit Folie abgedeckt werden.)
5. Herausnehmen und mit der Tomatensauce anrichten.

Zubereitung Tomatensauce:

1. Restliche Zwiebeln in Olivenöl glasig anschwitzen und Knoblauch hinzufügen.
2. Die gewürfelten Tomaten sowie das Tomatenmark zugeben und köcheln lassen.
3. Mit Chili, Rohrzucker und Salz würzen und anschließend pürieren.

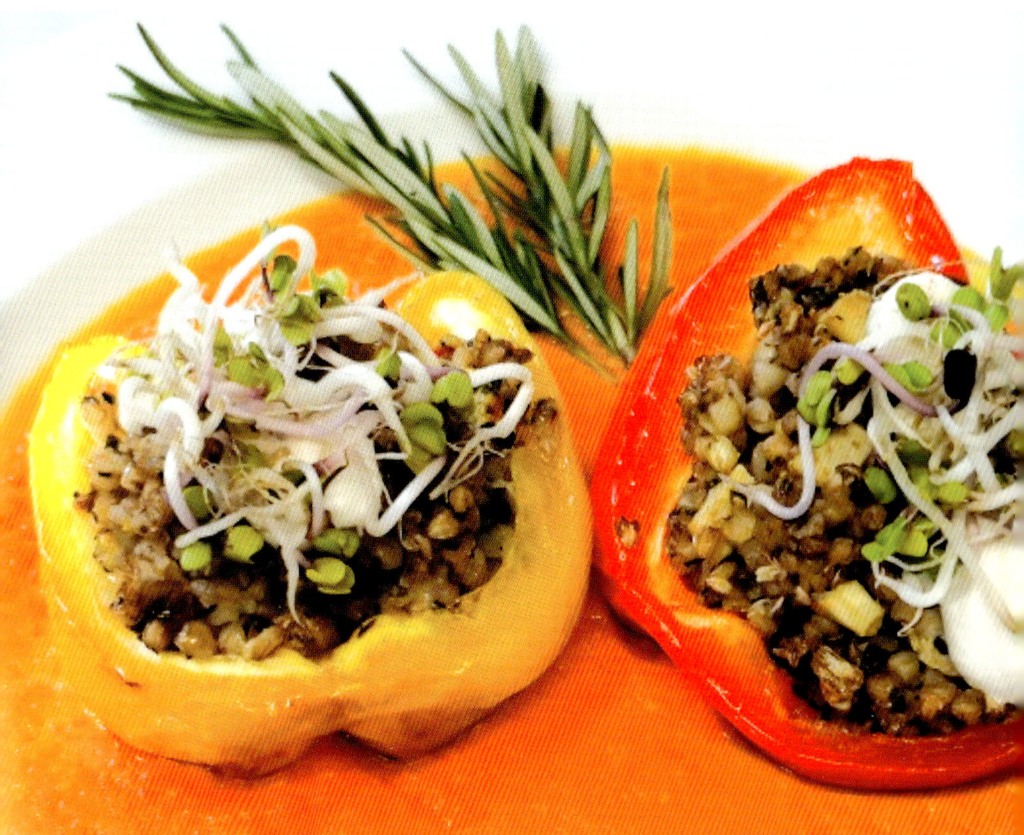

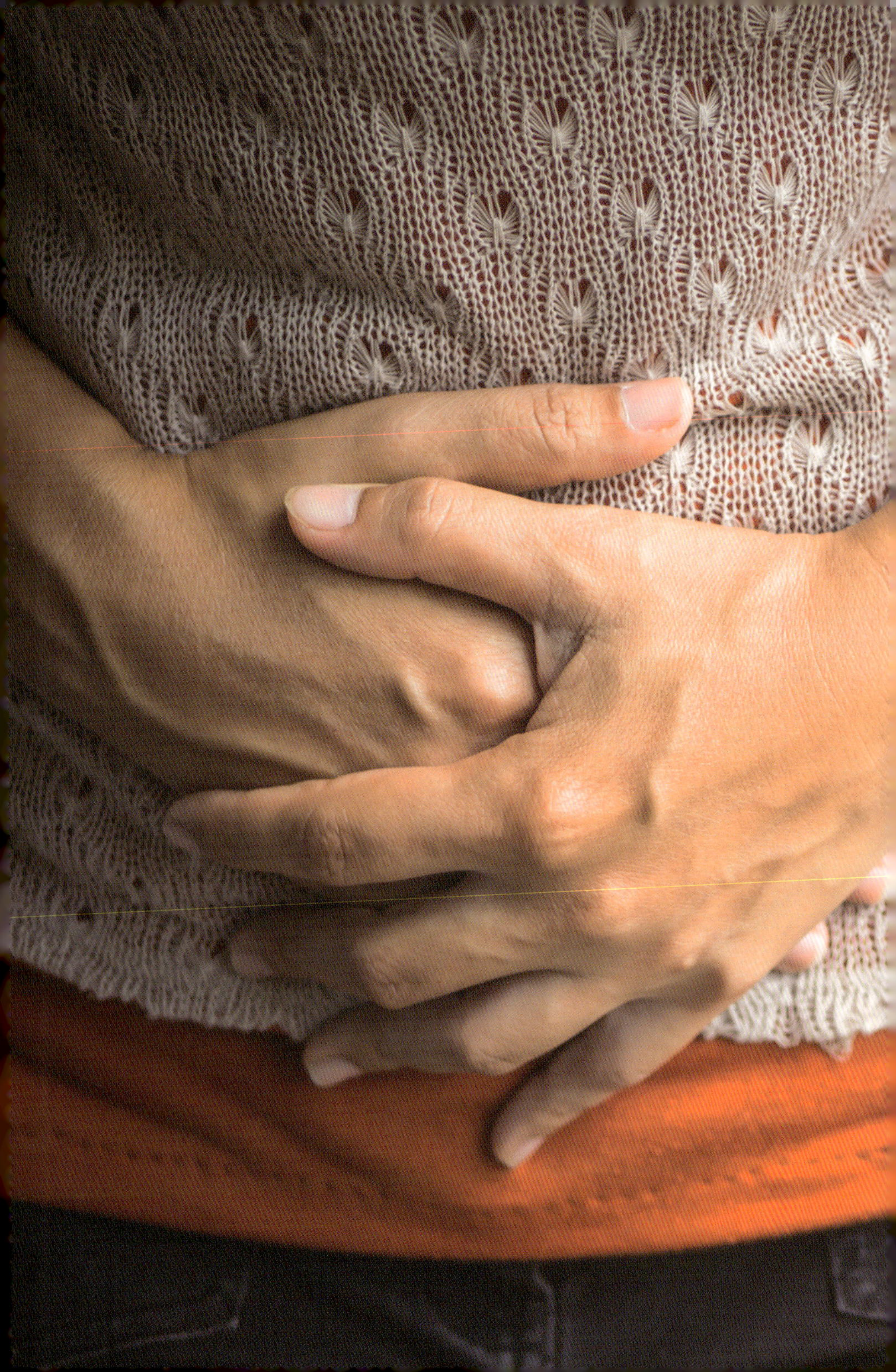

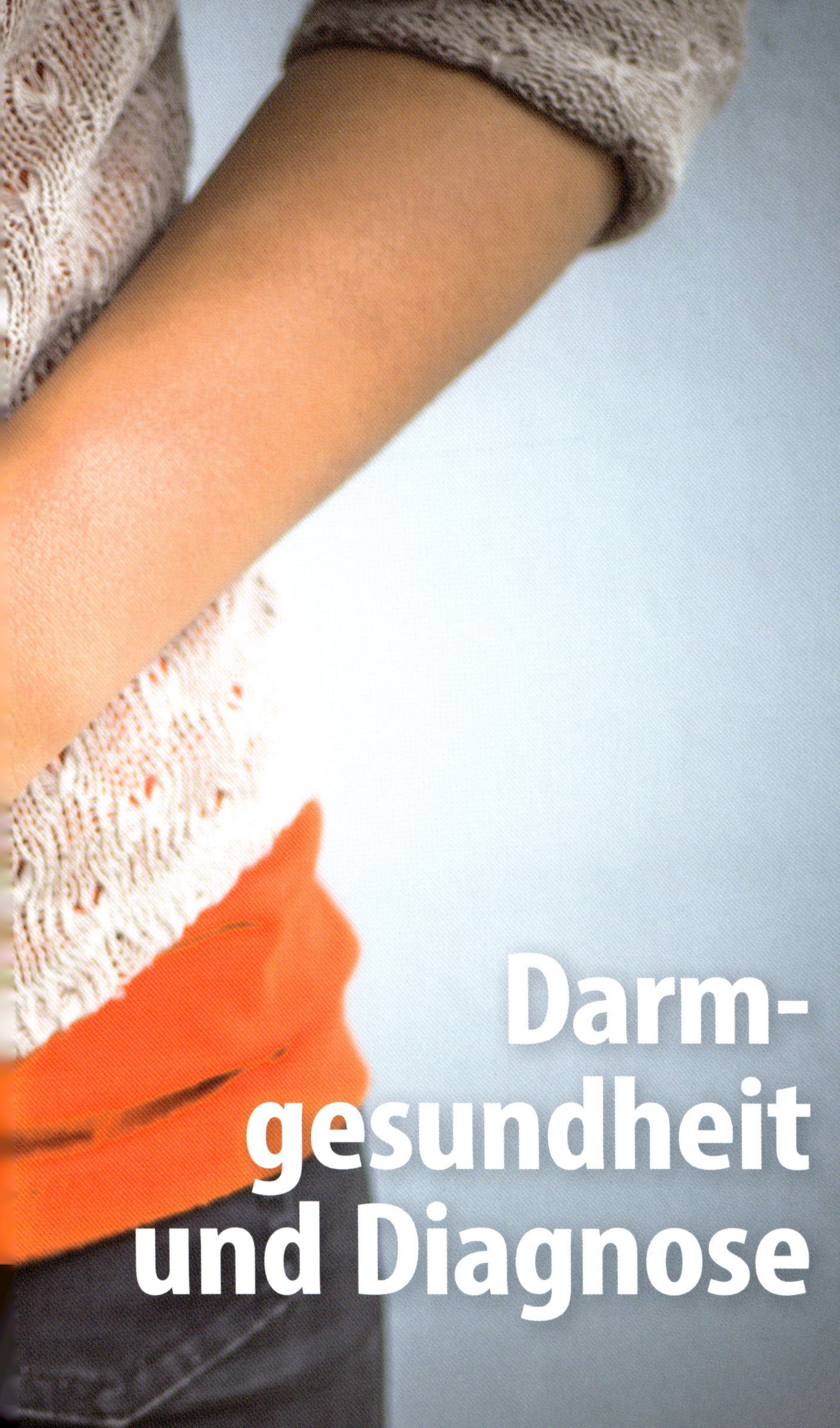

Darm-gesundheit und Diagnose

Die Bedeutung des Darm-Mikrobioms für unsere Psyche und Gesundheit

Die gesunde Mikrobengemeinschaft

Der menschliche Körper weist eine starke Besiedlung mit Bakterien auf. In unserem Verdauungstrakt, auf unserer Haut, in den Atemwegen, der Lunge, den Schleimhäuten und Milchdrüsen beherbergen wir eine mikrobielle Gemeinschaft.[13] Aber kein Grund zur Panik: Wir müssen froh darüber sein, denn diese Gemeinschaft ist uns dabei behilflich, gesund zu bleiben. Der asiatischen Vorstellung zufolge sind wir Menschen nicht von der Außenwelt getrennt, sondern alles ist mit allem tief verbunden, wir leben nicht nur, wir werden auch von anderen Lebewesen gelebt.
Kommt es zu einer Veränderung der Bakterienbesiedlung, kann dies zu akuten oder chronischen Erkrankungen führen. Von besonderer Wichtigkeit ist dabei die Darmflora. Bis zu 100 Billionen Bakterien, Pilze und Viren sind in unserem Darm zu finden. Diese Mikroben steuern etwa unser Immunsystem, sorgen für die Abwehr von Erregern, Schadstoffen und Antigenen, unterstützen unsere Stoffwechselvorgänge und helfen bei der Verdauung von Nahrung. Der Darm übernimmt also Funktionen, zu denen der menschliche Stoffwechsel nicht fähig wäre.

Die wichtigsten Aufgaben der Darmflora sind laut dem Institut für Mikroökologie[14]:

- *Beeinflussung des Immunsystems*
- *Verhindern der Ansiedlung von krankheitserregenden Bakterien in vielen Bereichen des menschlichen Körpers*
- *Versorgung mit wichtigen Vitaminen (Thiamin, Riboflavin, Pyridoxin, B12, K)*

- *Aminosäurensynthese*
- *Unterstützung der Verdauung im Allgemeinen*
- *Fermentation von Ballaststoffen*
- *Versorgung der Darmschleimhaut mit Nährstoffen*
- *Anregung der Bewegungsfähigkeit des Darms*
- *Detoxifizierung von Umweltchemikalien und Medikamenten*
- *Transformation von Steroiden (ein Hormon) und Gallensäuren*

Parasiten

Der menschliche Körper beherbergt nicht nur eine gesunde Mikrobengemeinschaft, sondern kann auch von Parasiten wie Bandwürmern, Fadenwürmern oder Amöben befallen werden. Diese bleiben jedoch häufig unentdeckt (ganz selten werden bei Kindern Würmer im Stuhl erkannt) und sind relativ schwer zu diagnostizieren, da die Symptome bei Parasitenbefall vielschichtig und oft nicht eindeutig sind. Außerdem wird nach wie vor davon ausgegangen, dass Parasiten ausschließlich in tropischen Ländern auftreten, was nicht stimmt. Die Möglichkeit, dass man von Parasiten befallen wird, ist größer, als man annehmen würde.

Parasiten stellen für unseren Körper ein Problem dar. Durch sie können Entzündungen, Autoimmunerkrankungen und diverse chronische Erkrankungen entstehen. Zudem wird das Immunsystem geschwächt, es kann zu Energielosigkeit, Heißhunger, Verdauungsbeschwerden, Blähungen und einem schlechten Hautbild kommen. Gleichzeitig weisen PatientInnen meist einen Mangel an Nähr- und Vitalstoffen auf, da sich die Parasiten von ihrem „Wirt“ ernähren.

Parasiten im Darm sind Auslöser für folgende Symptome: Verstopfung, Übelkeit, Erbrechen, Durchfall, Bauchschmerzen, Afterjucken, Müdigkeit, Konzentrationsschwäche, Unterernährung, Blutarmut, Stimmungsschwankungen, depressive Verstimmungen, Reizbarkeit, Angstzustände oder Benommenheit.

Die Therapie und Ausleitung von Parasiten ist komplex und sollte von einer erfahrenen Expertin, einem erfahrenen Experten begleitet werden. Alte Hausmittel wie Papayakerne, Oregano-Öl, Wermut, Knoblauch, Farne können helfen. Die TCM behandelt Parasiten meist mit der traditionellen Rezeptur „Wu Mei Wan" oder mit der Betelnuss, der Umeboshi-Frucht, dem Szechuanpfeffer sowie Präparaten, die in Europa schwer erhältlich sind.

Ein gesundes Leben mit einem gesunden Darm

Der Darm bildet das Zentrum unserer Gesundheit, weswegen er gerne auch als „Superorgan" bezeichnet wird. Umso wichtiger ist eine gesunde Mikrobengemeinschaft in unserem Darm. Dafür bedarf es gewisser Faktoren, die diese Mikroben gesund halten. Unsere moderne Gesellschaft ist da aber nur bedingt förderlich, denken wir an unsere teilweise einseitige Ernährung, den vielen Stress und die vermehrte Einnahme von Antibiotika. Was zudem immer mehr verloren geht, sind natürliche vaginale Geburten, das Aufwachsen in der Natur und der Umgang mit Bakterien. Die Folgen sind eine reduzierte Artenvielfalt unserer Mikroben sowie ein destabilisiertes mikrobielles Ökosystem im Darm.[15]

Einen weiteren bedeutenden Aspekt spricht die Medizinjournalistin Carina Rehberg in einem Artikel für das „Zentrum der Gesundheit" an: „Im Darm befindet sich der weitaus größte Teil unseres Immunsystems. Nahezu 80 Prozent aller Immunzellen sind dort ansässig. Sie halten die pathogenen Mikroorganismen in Schach, damit sie sich nicht übermäßig stark vermehren."[16]
Der Darmgesundheit sollte also deutlich mehr Aufmerksamkeit und Bedeutung beigemessen werden. Die Naturheilkunde geht davon aus, dass ein Ungleichgewicht der Darmflora zur Entstehung der meisten Krankheiten beiträgt. Es ist also grundsätzlich bei jeder Erkrankung notwendig, wieder eine ausgeglichene Darmflora herzustellen.

Die Erforschung des Mikrobioms hat noch eine weitere Erkenntnis hervorgebracht: Unser Darm und unser Gehirn stehen in enger Verbindung miteinander. Studien zeigen, dass ein hoher Prozentsatz von psychisch Erkrankten, speziell Menschen mit Depressionen, Angsterkrankungen, Demenz, aber auch „leichten" emotionellen Störungen, gleichzeitig eine Störung der Darmflora aufweist. Die Chinesische Medizin ging schon immer von einer untrennbaren, engen Verbindung von Geist und Körper aus. Die Frage, ob eine Krankheit psychisch oder physisch ist, hat sich somit nie gestellt, jedes Ungleichgewicht kommt aus beiden Bereichen und kann auch über beide geheilt werden.

Vor diesem Hintergrund müssen wir uns nicht wundern, dass Zivilisationskrankheiten, Übergewicht, chronische Darmentzündungen und degenerative Erkrankungen des Nervensystems zunehmen. Wir sollten uns darüber im Klaren sein, wie wichtig eine gesunde Darmflora für unser Leben ist. Ich finde es erschreckend, wie oft ich im Zuge meiner Tätigkeit mit Darmproblemen konfrontiert werde. Manchmal habe ich das Gefühl, dass kaum jemand einen vollständig gesunden Darm aufweist. Sehr viele Menschen leiden an Verdauungsstörungen, Blähungen, Verstopfung und nur wenige haben eine zufriedenstellende Darmentleerung. Dazu kommen Unverträglichkeiten und Essstörungen, die der Preis unserer industrialisierten Lebensmittel und Verarbeitungsformen sind. Die Menschheit läuft Gefahr, im großen Stil an Stoffwechselerkrankungen zugrunde zu gehen, es sieht ganz danach aus, als ob wir unsere Umwelt nicht mehr vertragen. Das Mikrobiom unseres Darms ist eine Spiegelung unseres Pestizid-gefluteten Erdbodens. Es wird keine gesunden Menschen geben, solange es keinen gesunden Erdboden gibt.

Die richtige Ernährung für eine bessere Darmflora

Oft soll es mit dem Einkauf und der Zubereitung einer Mahlzeit schnell gehen, das bedeutet aber über kurz oder lang nicht nur einen Mangel an Vitaminen, Mineralstoffen und Enzymen, sondern eben auch eine Schädigung unseres Mikrobioms. Erhöhter Verzehr von Fleisch-, Milch- und Weißmehlprodukten, glutenhaltigem Getreide und Zucker sowie eine erhöhte Einnahme von Medikamenten wie Antibiotika richten zusätzlichen Schaden an und setzen unsere körperliche und geistige Leistungsfähigkeit herab. Vitalstoffe (ganzheitliche Nährstoffe) können wir uns in den seltensten Fällen durch

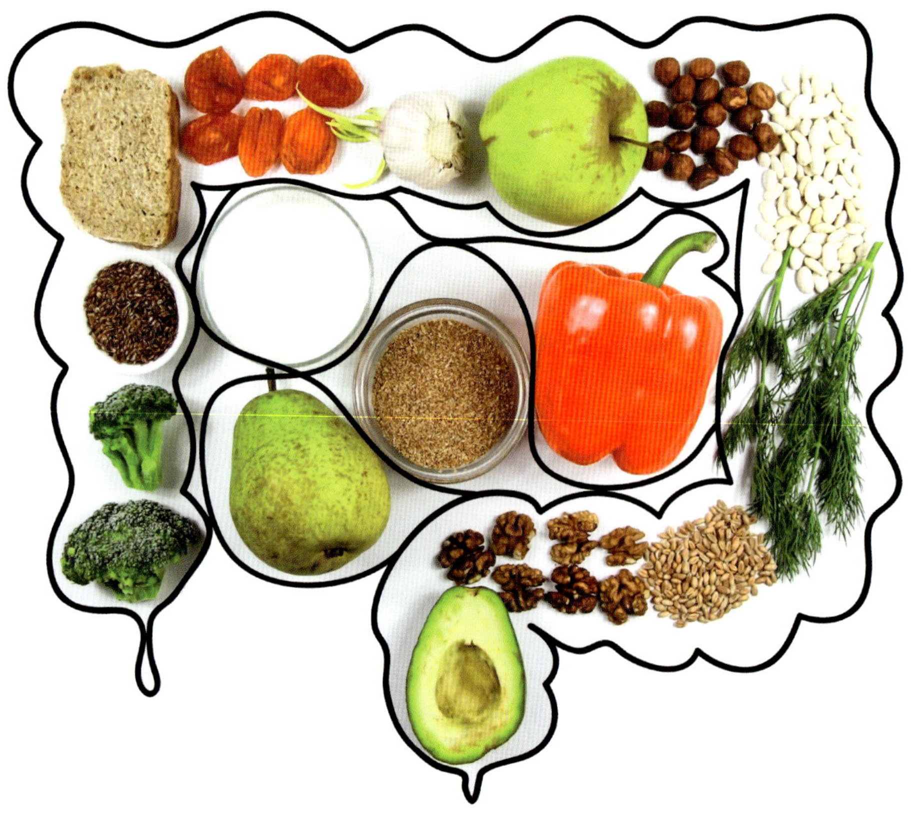

Produkte zuführen, die im Supermarkt erhältlich sind. Regionale Biobauern und der nächste Bioladen sind die bessere Wahl, um viel frisches Gemüse, Obst, Vollkornerzeugnisse und wenig Zucker, Milch und Fleisch zu kaufen.
Eine wirkungsvolle Hilfe, um die Darmflora zu stärken, ist eine Rückkehr zu natürlichen und frischen, unbehandelten Lebensmitteln. Gluten und Milchprodukte sollten wir meiden und eine richtige Kombination aus entsprechenden Ballaststoffen (neben Obst und Gemüse zum Beispiel Adzukibohnen), präbiotischen und probiotischen Lebensmitteln zu uns nehmen. Zusätzlich können wir fermentiertes Gemüse essen.

Folgende Lebensmittel sorgen für eine bessere Darmflora:

- nicht konserviertes, rohes Sauerkraut
- Apfelessig oder Verjus
- Artischocken, Chicorée, rohes Weißkraut (geschabt, geriffelt)
- diverse Kohlarten
- Flohsamenschalen
- Bohnen (Adzukibohnen)
- Lauch, Knoblauch
- Schwarzwurzeln, Pastinaken
- täglich eine kleine Menge grünes Blattgemüse (roh) oder Salat
- Miso
- Tamari

Zu Beginn jeder Mahlzeit sollte man eine kleine Menge Rohkost essen, um die nötigen Bakterien, Mikroorganismen und Bitterstoffe für die Verdauung zu erhalten. Sofern Sie einen eigenen Bio-Garten besitzen, sollten Sie immer etwas selbst Angebautes, Frisches zum Kochen verwenden. Ohne große Wasch- und Verarbeitungsprozesse bleiben außerdem mehr Mikroorganismen auf Gemüse, Kräutern und Obst. Berichten zufolge weisen die Menschen in Indien keinen Vitamin-B12-Mangel auf, da sie ausreichend „verunreinigtes" Essen zu sich nehmen.

Unsere Ausscheidungen

„Du sollst den Koch nicht vor dem Stuhlgang loben!“
Alfred Stadler, Verdauungsvorbereiter

Der Stuhl gibt uns weitreichenden Aufschluss über den Zustand unseres Stoffwechsels, darüber, wie unser Darm mit Essen umgeht und wie und ob er es verdauen kann, sowie über mögliche Krankheiten und Unverträglichkeiten. Den eigenen Stuhl anzusehen, sollte kein Tabuthema sein, sondern ein Teil unserer täglichen Lebenshygiene.
Es wäre von großer Wichtigkeit, wenn Eltern/Schulen das Thema „Ernährung – Verdauung – Stuhlgang“, also was ein guter, gesunder Stuhl, eine gute Verdauung ist, überhaupt die Selbstdiagnostik, stärker wahrnehmen und behandeln würden. Wir müssen mehr auf die Zeichen unseres Körpers achten, nur so gelangen wir zu einer besseren Einschätzung unseres Körpers und zu einer besseren Lebensweise. Das ist die Grundlage dafür, dass wir viele Symptome und Krankheiten wieder selbst mit Lebensmitteln und Kräutern behandeln können.

Das Wichtigste zum Stuhl im Überblick

Wie sieht ein gesunder Stuhl aus?

Ein gesunder Stuhl ist gut geformt, nicht zu fest, nicht zu weich, er lässt sich leicht und vor allem vollständig absetzen. Der Stuhl sollte nur einen leichten Geruch haben und eine dunkelbraune Farbe aufweisen.

Wie oft sollte man Stuhl haben?

Nach TCM idealerweise 1 x täglich zwischen 5 und 7 Uhr morgens. Man sollte das Gefühl der vollständigen Entleerung und nach dem Stuhlgang ein angenehmes Bauchgefühl haben.

Wie kann sich der Stuhl je nach Ernährung ändern?

Durch den Verzehr vieler Kohlenhydrate wird er weicher, schleimiger. Viele Ballaststoffe sowie Gemüse machen ihn kompakter. Fleisch bringt den Stuhl dazu, patziger und geruchsintensiver zu werden. Zu viel Rohkost oder Obst verursacht Durchfall. Scharfes Essen beschleunigt die Ausscheidung. Süßes Essen verklebt den Stuhl eher, saures Essen bindet den Stuhl, bitteres Essen wirkt leicht abführend, und salziges Essen weicht den Stuhl auf. Ein Ungleichgewicht in der Leber/Galle kann den Stuhl grünlich färben, ein heller, weißer oder schleimiger Stuhl deutet auf eine Infektion hin, ein ganz dunkler Stuhl auf hohe Blutbeimengung.

Wie kann man seinen Stuhl verbessern?

Indem man viel Gemüse und Ballaststoffe isst, Flohsamenschalen, fermentierte Lebensmittel wie echtes Sauerkraut, Kimchi usw. Es geht aber auch darum, eine Regelmäßigkeit beim Essen zu finden sowie auf ausgiebige Zwischenmahlzeiten, Zucker und Naschereien zu verzichten. Ein weiterer Faktor sind die Verdauungszeiten der Nahrungsmittel: Das Essen sollte immer mit etwas Rohkost oder Salat begonnen werden, danach folgen das Gemüse und die Kohlenhydrate. Eiweiß bildet den Abschluss. Obst und Früchte sollten eher zwischen den Mahlzeiten gegessen werden.

In der TCM gibt es viele Methoden, Verdauungsprobleme zu behandeln. In erster Linie mit individuell an die Person angepassten Ernährungsempfehlungen. Dabei kommt es auf das Lebensalter, das Klima, die Konstitution des jeweiligen Menschen und die aktuelle Befindlichkeit an. Es werden nicht nur die passenden Nahrungsmittel ausgewählt, sondern auch die richtigen Zubereitungsarten, Schnitttechniken, Geschmacksrichtungen und thermischen Faktoren. Je nach Typ braucht die eine, der eine mehr kühlende Lebensmittel, die andere, der andere wiederum mehr gekochtes, wärmendes Essen.

Wie können uns die TCM und die Naturheilkunde bei der Verdauung helfen?

Die TCM kann eine jahrtausendelange Erfahrung im Beobachten von Symptomen, Lebensgewohnheiten und der Anwendung von Kräutern aufweisen. Es ist nicht notwendig, krank zu sein, um etwas an unserem Körper zu verbessern. Anhand der Diagnose von Bauch, Zunge und Puls sowie einer Befragung nach entsprechenden Symptomen (etwa nach Kälte- oder Wärmeempfinden oder Bauchgeräuschen) kann eine TCM-Ernährungsberaterin, ein TCM-Ernährungsberater eine geeignete Empfehlung für einen besseren Stoffwechsel geben. Gesundheit ist ohne einen guten Stoffwechsel nicht erreichbar – und dafür bedarf es der richtigen Ernährung. Darauf aufbauend helfen zahlreiche Therapiemethoden mit Kräuterrezepturen, Schröpfen, Moxen, Schaben und Akupunktur der Verbesserung unseres Wohlbefindens. Bauch-, Zungen- und Pulsdiagnose geben konkret darüber Auskunft, wo sich das Ungleichgewicht im Körper befindet und welche Therapie notwendig ist. Es existieren für Oberbauch-, Unterbauch-, Leberstörungen usw. genaue Patentrezepte.

Selbstdiagnose

Wir wissen, dass unser Gesundheitssystem besonders in Krisen- oder Grippezeiten wie auch bei vielen Krankheitsbildern überfordert ist. Zudem ist es teuer und nicht nachhaltig. Wir Menschen haben verlernt, einfache Krankheiten wie schmerzhafte Menstruation, Schlafstörungen, Müdigkeit, Verdauungsbeschwerden, Erkältungserkrankungen, Fieber und vieles mehr selbst zu diagnostizieren und zu behandeln. Es hat keinen Sinn, mitten in der Nacht mit Fieber in ein Krankenhaus zu fahren, um dann mit einem Antibiotikum oder fiebersenkenden Medikamenten wieder nach Hause zu kommen. Es dauert zu lange, es ist teuer und mühsam sowie eine reine

Symptomtherapie. Zusätzlich kann es passieren, dass wir uns dort womöglich noch mit anderen Keimen anstecken. Es gibt genügend alte Hausmittel und Informationen darüber, wie wir uns „erstversorgen" können. Die erste Wahl bei Fieber oder Erkältungskrankheiten in der Naturheilkunde ist Schweißtreiben. Dazu brauchen wir nur frischen Ingwer (in China wird Reissuppe mit frischem Ingwer eingekocht gereicht), Linden- oder Holunderblüten. Bei Schlafstörungen ist Sojamilch mit Safran und Honig einen Versuch wert. Bei Menstruationsschmerzen hilft ein Tee aus Schafgarbe, Frauenmantel, Taubnessel und Eisenkraut, bei Husten ein Tee aus Spitzwegerich, Eukalyptus, Thymian und Alantwurzel. Last, but not least: Für jede Krankheit existiert das richtige Essen.
Meist müssen wir uns nur im Klaren darüber werden, was uns krank gemacht hat und welche Symptome wir daraufhin zeigen. War es Kälte, Wind oder ein kaltes Essen? War es zu viel Rohkost, zu viel Chili? Wie reagiert der Körper? Mit Kälte, mit einem Schweißausbruch, mit starken Schmerzen?

Das Wichtigste ist, den eigenen Körper wieder selbst wahrnehmen zu lernen und Selbstverantwortung dafür zu übernehmen. Betrachten Sie in einem ersten Schritt Ihren gesamten Körper: Haben Sie zu viel Bauchfett? Dann essen Sie vermutlich zu viele Kohlenhydrate. Haben Sie zu viel auf Po und Oberschenkel? Dann essen Sie vermutlich zu viele Milchprodukte. Haben Sie einen breiten Nacken, breite Schultern oder Ablagerungen im Oberkörper? Dann empfehle ich Ihnen, kein Fleisch mehr zu essen.
Die Diagnose nach den fünf Elementen beruht nicht nur auf der Anamnese. Wir erleben die fünf Wandlungsphasen im täglichen Leben, im Rhythmus der Tageszeit, in den Jahreszeiten, in der Thermodynamik des Wetters. Wie fühlen Sie sich morgens? Werden Sie ab 15 Uhr nachmittags müde? Geht es Ihnen im Frühling am besten? Lieben Sie heißes und trockenes Wetter oder haben Sie eine Abneigung gegen Wind? Schwitzen Sie schnell und haben Sie gleichzeitig leicht ein Kältegefühl? Diese Phänomene lassen sich den Wandlungsphasen zuordnen und eine Tendenz erkennen, wie in nachstehender Tabelle abzulesen ist.

Die fünf Wandlungsphasen – Physiologie und Psychologie[17]

	木 HOLZ	火 FEUER	土 ERDE	金 METALL	水 WASSER
Yin-Organ	Leber	Herz	Milz	Lunge	Niere
Yang-Organ	Gallenblase	Dünndarm	Magen	Dickdarm	Blase
Öffner	Augen	Zunge	Lippen	Nasenlöcher	Ohren
Funktion	speichert Blut	bewegt das Blut	Transport, Extraktion	regiert das Qi	bewahrt das Jing*
zugehörige Körperteile	Sehnen, Bänder, Muskelfaser	Gefäße, Blut	Fleisch, Gewebe, Masse, Bindegewebe	Poren, Körperhaare	Knochen, Mark, Gehirn, Kopfhaare
Flüssigkeit	Tränen	Schweiß, Blut	Speichel, Schleimhäute	Lungen-flüssigkeit, Darmflora	Urin
Schädigung durch	Zwang, zu viel Laufen	zu viel lesen und Party	zu viel sitzen und denken	zu viel liegen und zu viele denaturierte Lebensmittel	zu viel stehen und fürchten
Stärkung durch	Kreativität, Freiheit	Liebe, Verbundenheit	Gegenwart und Achtsam-keit auf das Hier und Jetzt	Zukunfts-vision, Natur	Mut

* Jing ist in der TCM der Begriff für die Lebensessenz, den Ursprung von Yin und Yang, und neben Qi 氣, Xue 血 (Blut), Jinye 津液 (übrige Körperflüssigkeiten) und shen 神 (der bewussten, geistigen Kraft) eine der fünf Grundsubstanzen des Lebens.

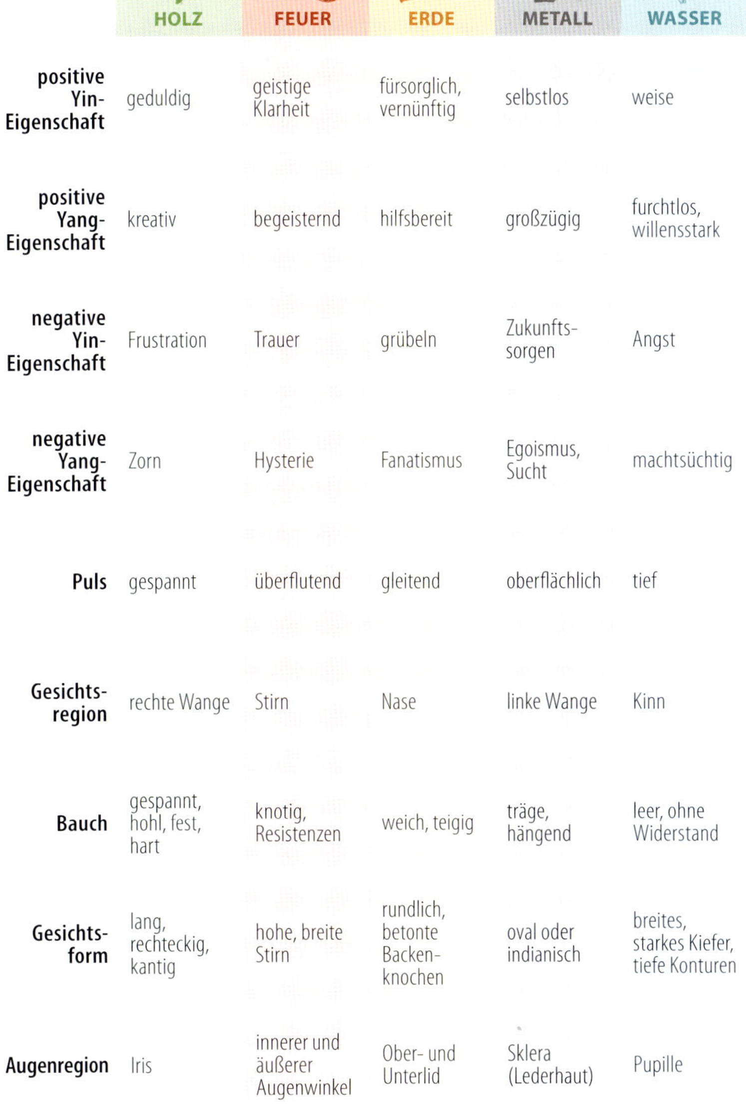

	水 HOLZ	火 FEUER	土 ERDE	金 METALL	木 WASSER
positive Yin-Eigenschaft	geduldig	geistige Klarheit	fürsorglich, vernünftig	selbstlos	weise
positive Yang-Eigenschaft	kreativ	begeisternd	hilfsbereit	großzügig	furchtlos, willensstark
negative Yin-Eigenschaft	Frustration	Trauer	grübeln	Zukunfts-sorgen	Angst
negative Yang-Eigenschaft	Zorn	Hysterie	Fanatismus	Egoismus, Sucht	machtsüchtig
Puls	gespannt	überflutend	gleitend	oberflächlich	tief
Gesichts-region	rechte Wange	Stirn	Nase	linke Wange	Kinn
Bauch	gespannt, hohl, fest, hart	knotig, Resistenzen	weich, teigig	träge, hängend	leer, ohne Widerstand
Gesichts-form	lang, rechteckig, kantig	hohe, breite Stirn	rundlich, betonte Backen-knochen	oval oder indianisch	breites, starkes Kiefer, tiefe Konturen
Augenregion	Iris	innerer und äußerer Augenwinkel	Ober- und Unterlid	Sklera (Lederhaut)	Pupille

Sehen Sie, es ist einfacher, als Sie denken, den eigenen Körper zu diagnostizieren. Widmen Sie sich als nächstem Schritt Ihrem Bauch: Wie ist er beschaffen? Ist er dünn und trocken oder eher dünn und drahtig-gespannt, ist er weich und schlaff oder voll und permanent gebläht? Hören Sie öfter Wassergeräusche in Ihrem Bauch oder ein Rumoren und Gurgeln? Bereits diese Informationen helfen Ihnen, die Natur im Inneren Ihres Körpers zu erahnen und darauf basierend zu den richtigen Nahrungsmitteln zu greifen und entsprechende Kochmethoden zu wählen.

Zu Feuchtes im Körper soll getrocknet werden:
Hier hilft Ingwer, Galgant, Gewürze, Hülsenfrüchte, scharfe Currys und Eintöpfe.
Zu Trockenes muss befeuchtet werden:
Hier helfen Suppen, Kohlenhydrate, Obst und saftige Gemüsegerichte, Tomatensauce mit süßlichem oder leicht säuerlichem Geschmack.
Zu Kaltes muss gewärmt werden:
Hier helfen scharfe Gewürze und wärmende Kraftsuppen. Gleichzeitig und scheinbar gegensätzlich werden in heißen Ländern vermehrt scharfe Gewürze verwendet. Sie wirken antimikrobiell und schützen auch vor Überhitzung, da sie die Hautatmung über die Öffnung der Poren (schwitzen) aktiviert.
Zu Volles muss ausgeleitet werden.
Dies geschieht in erster Linie über eine Leber- und Darmreinigung. Mehr dazu im Kapitel „Fasten“.

Diese Liste ist beliebig fortsetzbar. Wenn man die Faktoren richtig zuordnet, kann der Ausgleich leicht hergeleitet werden. Denn allein mit den richtigen Nahrungsmitteln können Sie auf die entsprechende Symptomatik einwirken.
Die TCM bietet ausführliche Nahrungsmittel-Tabellen (wie etwa jene auf den Seiten 50 und 51), anhand derer Sie die thermischen Unterschiede, Geschmacksrichtungen und Wirkungsweise der Lebensmittel grob differenzieren können. Gewürze und scharf schmeckende Lebensmittel wirken meist wärmend, bittere Lebensmittel (Salate) kühlend, süße Lebensmittel (vor allem Kohlenhydrate und Gemüse) vermehren

die Feuchtigkeit und den Schleim im Körper. Salzige Nahrungsmittel (zum Beispiel Fisch, Hülsenfrüchte, Algen) wirken aufweichend, und saure Lebensmittel (Obst oder verschiedene Gemüse- und Getreidesorten) befestigen die Säfte im Körper. Lebensmittel können wie Medizin haargenau eingesetzt werden. Eine entsprechende „Diät" kann innerhalb kurzer Zeit Ödeme beseitigen, Entzündungen ausleiten, trockene Schleimhäute und Blutmangel verbessern, ohne dass Sie dafür notwendigerweise ein Medikament benötigen.
Apropos Blutmangel: Zur Verdeutlichung, wie leicht es möglich ist, Ihrem Körper mit Nahrung etwas Gutes zu tun, hier ein Beispiel für ein Gericht[18], das Ihr rotes Blutbild verbessert, ohne dass Sie dafür Fleisch zu sich nehmen müssen:

Zutaten für 4 Portionen:

150 g Hirse oder Amaranth
2 Karotten, geschält und klein geschnitten
1 Handvoll Spinat
1 getrocknete Spirulina-Alge
400 ml Rote-Rüben-Saft
50 g Kürbiskerne
50 g geschälte Hanfsamen
40 g frische Petersilie
20 g frischer Basilikum
20 ml Zitronensaft, frisch gepresst
Salz und Pfeffer nach Wahl

Zubereitung:

Den Roten-Rüben-Saft aufkochen, Hirse oder Amaranth, das Gemüse, die Alge sowie die Hanfsamen dazugeben und bei wenig Hitze köcheln lassen. Wenn das Getreide weich ist, den Zitronensaft, die Kürbiskerne und die gehackten Kräuter untermengen, würzen, fertig.

Dieses Gericht enthält neben viel Eisen jede Menge Proteine, Fette, Vitamine und Mineralstoffe. Eisen wird besonders gut in Kombination mit Vitamin C aufgenommen.

Einfache Bauchdiagnose

In der Chinesischen Medizin wird bei der Bauchdiagnose der Bauch als eine Landkarte der fünf Elemente des Körpers angesehen und hat nichts mit der Anatomie zu tun. In Japan entwickelt sich innerhalb der Kampo-Medizin (Naturheilkunde in Japan) eine exakte Abdominaldiagnose, die sogar mit einer genauen Medikation verlinkt ist.

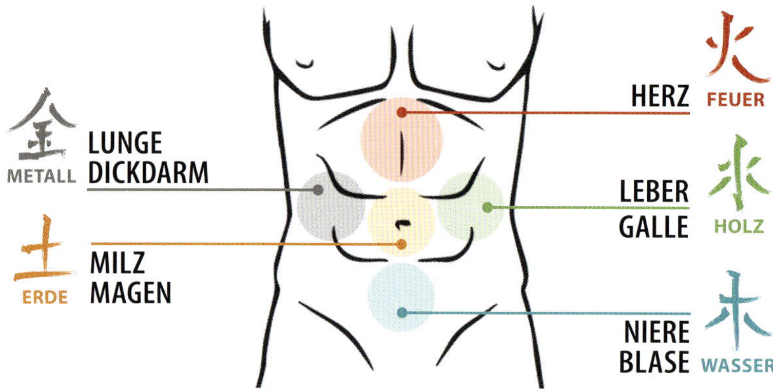

Für die Untersuchung des Abdomens ist es ratsam, eine Therapeutin, einen Therapeuten oder eine zweite Person hinzuziehen. Begeben Sie sich dann in die dafür richtige Position. Lockern Sie die Kleidung und legen Sie sich auf den Rücken, die Beine ausgestreckt und die Arme seitlich neben dem Körper liegend. Unterstützen Sie bei Bedarf die Kniekehlen, sodass der Rücken vollständig entspannen kann. Bei der Untersuchung sollte starke Gewalt vermieden werden. Am Beginn ist es daher am besten, mit der Handfläche leicht nach unten drückend den Bauch abzutasten. Auf diese Weise können Sie ganz einfach die Dicke oder Dünnheit der Bauchdecke, den Feuchtigkeits- oder Trockenheitsgrad der Haut sowie das Pulsieren, Herzklopfen oder andere ungewöhnliche Empfindungen untersuchen und folgende Fragen beantworten: Herrscht Wärme, Fülle oder Leere vor (also wollen wir stärken oder ausleiten)? Handelt es sich um ein oberflächliches Symptom oder eines in der Tiefe? Fühlt sich die Haut trocken, schmierig-feucht oder rau und knotig an? Ist der Bauch gebläht und, wenn ja, wo? An welchen Stellen befinden sich die Schmerzpunkte? Sind Mulden zu ertasten? Hat der Bauch Spannung oder ist er schlapp? Fehlt es an Weichheit oder wirkt er zu voll und hart?

Lernen Sie nun die Symptome richtig zu deuten, um ein Gefühl dafür zu bekommen, welche Kräuter oder Lebensmittel Sie wirklich brauchen. Ordnen Sie die Krankheitszeichen zuerst dem Fünf-Elemente-System zu und versuchen Sie im Anschluss eine Synthese mit Ihren sonstigen Beschwerden aus der Zungendiagnose bzw. den anderen Signalen Ihres Körpers. Die Bauchdiagnose allein führt oft nicht zu einem vollständigen Verständnis, einer korrekten Diagnose, sondern ist nur ein weiteres Hilfsmittel bei der Selbstdiagnose.

Knotige Fülle im **Oberbauch**

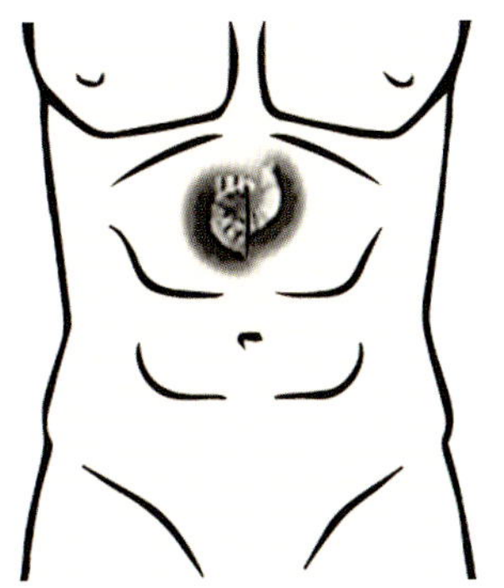

Zwischen Nabel und Beginn des Brustbeines ist ein „Knödel“ zu ertasten. Die Symptome sind Aufstoßen, Reflux, Übelkeit, Gastritis und Druckgefühl in der Region. Das bedeutet: Im Feuer-Element liegt eine Störung vor, die auch den Magen und das Zwerchfell blockiert.

Mögliche Abhilfe: Scharfe und bittere Heilkräuter und Speisen werden kombiniert, um das Ungleichgewicht aufzulösen. Man kann etwa eine Mischung aus getrockneten Orangenschalen, Schafgarbe, Ingwer und ganz wenig Enzianwurzel probieren. Ein Beispiel für ein bitteres und scharfes Lebensmittel ist zum Beispiel Rucola.

Schmerz und Fülle im **Oberbauch**

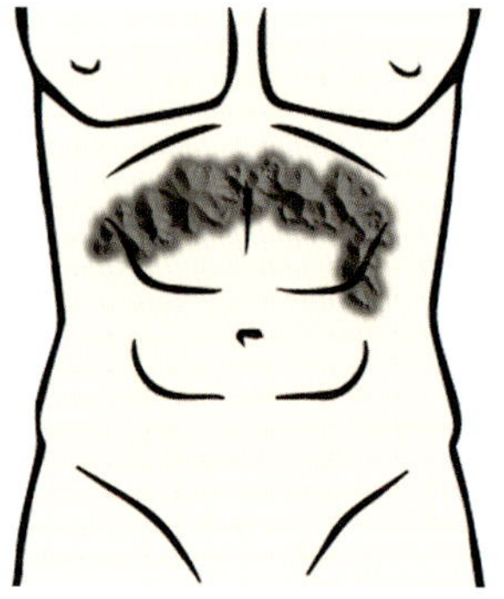

Ein ständiges Völlegefühl tritt unter den Rippenbögen auf mit Aufstoßen, Übelkeit, Leberschmerzen, Blähungen und eventueller Verstopfung. Das bedeutet: Magen und Darm sind durch eine Störung im Feuer- und Holz-Element blockiert.

Mögliche Abhilfe: Hier sollte sanft abgeführt werden. Wenn eine Darm-Trockenheit vorliegt, helfen etwa Zucchini, Spinat, Sauerkraut, Birnensaft, Aloe vera, Bittersalz oder Olivenöl kombiniert mit etwas Bitterem wie Löwenzahn oder Scharfem wie Ingwer.

Spannung im **Oberbauch**

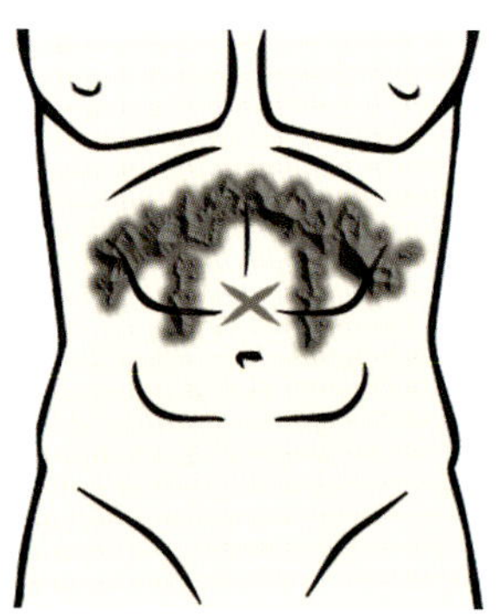

Die Symptome sind Völlegefühl, Aufstoßen, Übelkeit, Kälte der Extremitäten, Husten, Schmerzen, Bauchkrämpfe, Durchfallneigung sowie auch etwas Herzklopfen. Das bedeutet: Das Feuer-Element, der Dünndarm, ist blockiert.

Mögliche Abhilfe: entspannende und weich machende Qi-Bewegungen mit Mineralien wie Magnesium und einer Kombination aus Bitterstoffen und Qi-bewegenden Kräutern wie Rosenblätter, Himbeerblätter, Ringelblume, Orangenschalen, Schafgarbe, Eisenkraut oder Pfefferminze.

Wassergeräusche und Rumoren im **Oberbauch**

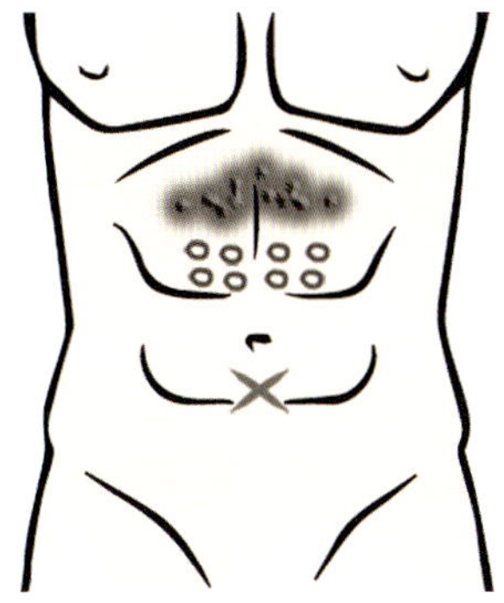

Feuchtigkeit hat sich im Oberbauch eingeschlossen, ein Durstgefühl ohne das Verlangen, etwas trinken zu wollen, ist zu verspüren sowie eine leichte Übelkeit, sogar Erbrechen kann eintreten. Der untere Bauchraum ist unruhig, und eine Aorten-Pulsation ist wahrnehmbar. Kältegefühl, Schweißausbruch und Schüttelfrost wechseln sich ab. Die Blase ist blockiert, das bedeutet: Das Urinieren ist durch eine Blockade des Erde-Elementes behindert.

Mögliche Abhilfe: Die Wasserwege müssen geöffnet werden. Eine Kombination aus diuretischen und aromatischen Kräutern und Nahrungsmitteln sollte helfen: grüne Bohnen, Erbsen, Kartoffeln, Grüntee, Spargel und Linsen mit warmen, aromatischen Gewürzen wie Koriander, Fenchelsamen, Kümmel, Galgant oder Kardamom zubereiten. Auch ein Tee aus Goldrute, Birkenblätter, Kardamom, Angelikawurzel und Schafgarbe könnte helfen.

Kälte im zentralen **Bauchraum**

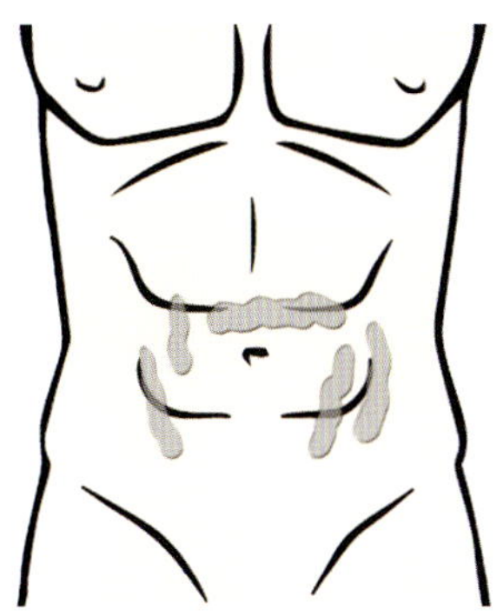

Durch Kälte, Übelkeit und Erbrechen ist ein akuter Schmerz zu spüren. Die Kälte formt einen massenartigen Klumpen im Abdomen, das sehr druckempfindlich ist. Zudem treten periodische Krampfanfälle auf, bei denen teilweise die Darmschlingen sichtbar werden. Kälte hat hier das Erde-Element blockiert.

Mögliche Abhilfe: In China und Japan gibt es dafür eine Standard-Medizin, die hauptsächlich aus Szechuanpfeffer, getrocknetem Ingwer und Gerstenmalz besteht. Ein scharfer Gewürztee mit Honig tut genauso gut.

Fülle im zentralen **Bauchraum**

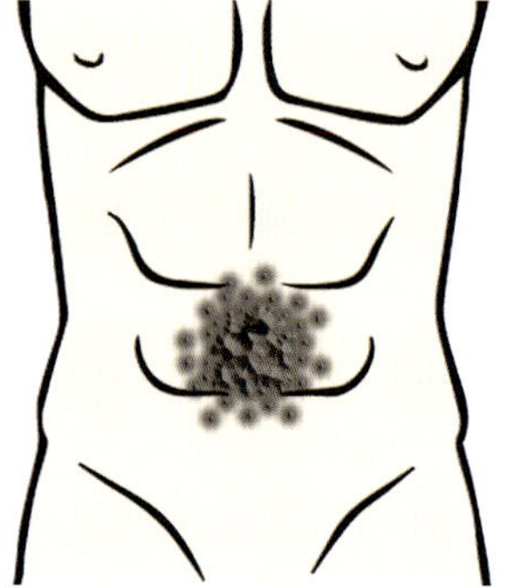

Üblicherweise plagt einen ein ständiges Völlegefühl im Bauch mit Aufstoßen, Übelkeit, Blähungen und einem Druckgefühl, welches auch nach der Entleerung nicht verschwindet. Der Bauch ist hart und voll, und es kann eine Verstopfungsneigung oder eine unvollständige Entleerung auftreten. Das bedeutet: Im Erde-Element liegt eine Störung vor, die zu einer Blockade des Darms führt.

Mögliche Abhilfe: Hier sollte abgeführt werden, am besten mit Bittersalz oder entsprechendem Abführtee.

Spannung unter den **Rippenbögen**

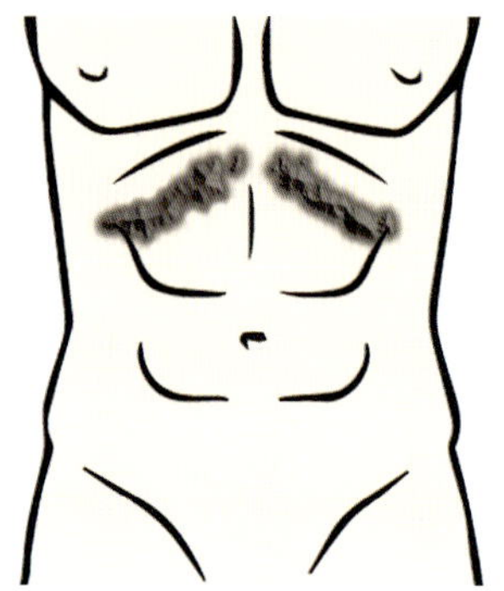

Das bedeutet: Leber und Galle sind überbelastet. Die Energie schießt nach oben und steckt unter dem Zwerchfell. Es kommt zu Gereiztheit, Schlafstörungen, abwechselndem Kälte- und Hitzegefühl, bitterem Mundgeschmack, Übelkeit und leichten Halsschmerzen.

Hier führt eine Blockade im Holz-Element zu einer Störung im Feuer-Element.

Mögliche Abhilfe: Entspannung. Dazu ist vielleicht nicht einmal eine spezielle Ernährung oder die Einnahme bestimmter Heilkräuter notwendig. Ansonsten versuchen Sie es mit einem Tee aus Pfefferminze, Schafgarbe, Orangenschale, Rosen- oder Jasminblüten. Bei stärkeren Symptomen nehmen Sie ruhig auch bittere Kräuter für Leber und Galle zu sich wie zum Beispiel Löwenzahn, Passionsblume, Eisenkraut, Schafgarbe und Artischockenblätter.

Spannung in den **Bauchmuskeln**

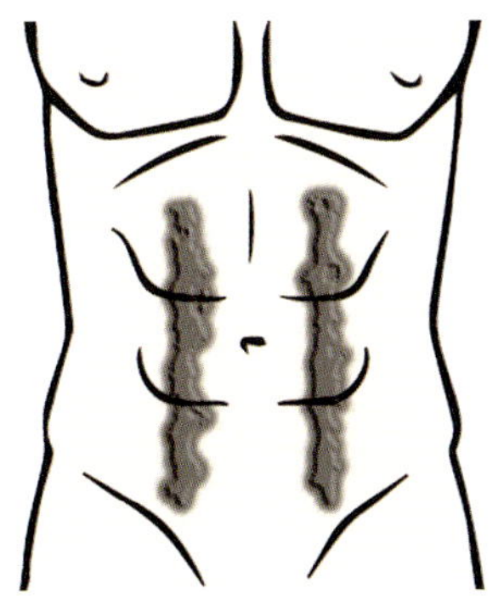

Das betrifft schlanke und drahtige Menschen mit zu wenig Körperflüssigkeit und Blut. Auch ohne Bauchmuskeltraining hat der Bauch in der Tiefe Spannung, vor allem im Rectus Abdominis (im geraden Bauchmuskel), und fühlt sich unwohl an. Es bestehen eine ständige Krampfneigung, Nahrungsmittelunverträglichkeiten, Appetitlosigkeit und Abneigung zum Trinken. Das deutet auf eine Störung des Holz- und Erde-Elementes hin. Spannung hat oft in der Leber ihren Ursprung. Es liegt ein Trockenheitsmangel des Stoffwechsels vor.

Mögliche Abhilfe: Die Körperflüssigkeiten und das Blut müssen ergänzt werden, am besten mit Kräuterblutsäften, Gemüsesuppe, Smoothies oder Ingwer-Zitronentee.

Gespannter und trockener (1) **Unterbauch**

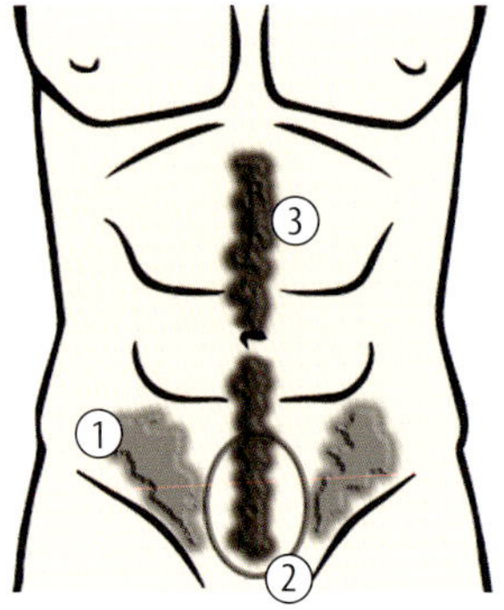

Der Unterbauch fühlt sich leer (2) an oder als ob sich ein hartes Band (3) entlang des Abdomens erstrecken würde. Das bedeutet: Das Wasser-Element – die Nieren – ist erschöpft. Es fehlt an Nieren-Essenz und somit an auflösender, klärender Qualität, sodass das Wasser-Element im Körper nicht gut fließen kann. Die Menschen sind überlastet, leiden an Rückenschmerzen, Schlafstörungen und manifester Erschöpfung.

Mögliche Abhilfe: Mineralien, Fette, Keime, Sprossen, Hülsenfrüchte, Petersilienwurzel, Ginseng und Kraftsuppen sollen die Ur-Energie wiederherstellen.

Knoten im **Unterbauch**

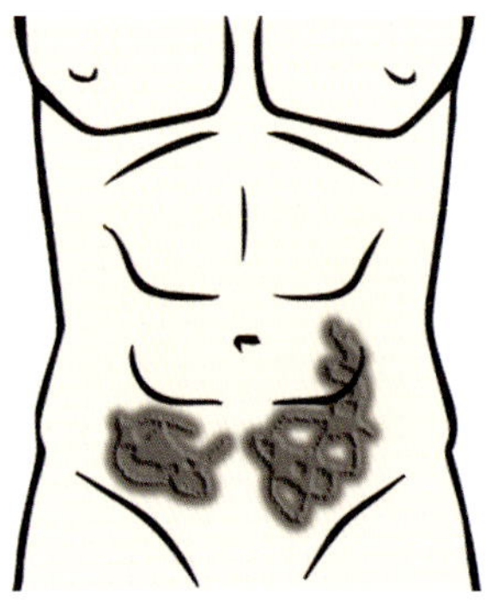

Knoten sind auch links oder rechts möglich, zudem ist ein Härtegefühl zu spüren, als ob ein Seil im Bauch liegen würde, bei Druck schmerzhaft. Die Chinesische Medizin spricht hier von „Blutstagnation". Die Gefäße des Darmes sind mit Schlacken verstopft, es bilden sich Resistenzen. Die Symptome sind Gereiztheit, Konzentrationsstörung, Verwirrung, Schlafstörungen, der Bauch fühlt sich wund an. Der Stuhlgang ist unvollständig. Es besteht die Gefahr einer Tumorbildung. Eine Blockade des Metall- oder Holz-Elementes führt zu einer „Blutkrankheit" des Feuer-Elementes.

Mögliche Abhilfe: Die Therapie ist Blutreinigen und Abführen. Um das Blut zu reinigen, verwendet man in der Naturheilkunde Kräuter und Nahrungsmittel wie Birkensaft, Hirtentäschel, Veilchen, Löwenzahnkraut, Brennnesselkraut, Mariendistelkraut, Kurkuma, Himbeere, schwarzer Holunder oder Rhabarberwurzeln.

Zungendiagnose

Gemäß den alten chinesischen Traditionen kann anhand der Zunge auf einfachste Weise von außen das „Innen" beurteilt werden. Der Zungenkörper verrät vieles über die inneren Organe, der Belag über das Milieu von Magen und Darm. Die Feuchtigkeit des Belages und das Erscheinungsbild insgesamt geben Auskunft über das Qi. Das Wort „Qi" ist nicht so einfach zu übersetzen. Es wird oft mit „Lebensenergie" beschrieben, es erfüllt sämtliche körperlichen Aktivitäten und Aufgaben, versorgt den Körper mit Wärme, transformiert die Elemente, bewahrt und wehrt ab. Qi ist eine Energie, die Atmung, Ursprung, Schutz und Umwandlung miteinschließt.

Zuordnung der Organe über die Zunge

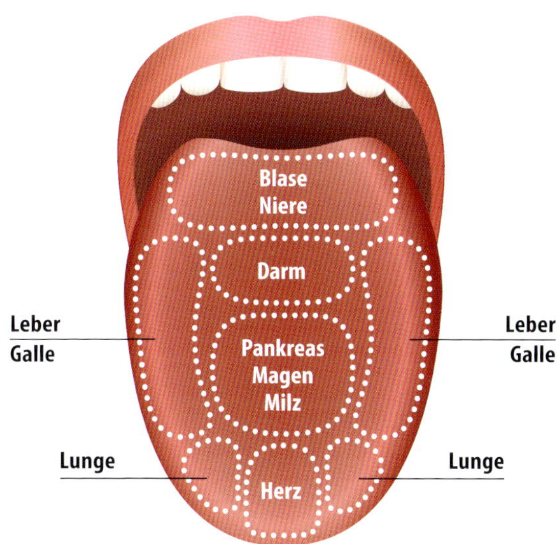

Farbe des Zungenkörpers	Bedeutung
blass	Qi-Mangel und/oder Kälte
hellrot	gesund
rot	Hitze oder Entzündung
lila	Durchblutungsproblem
Form u. Zustand des Zungenkörpers	**Bedeutung**
breit	zu viel Feuchtigkeit
dick	trockener, alter Schleim, Ablagerung im Körper
hart, starr	zäher Schleim, Ablagerung im Körper
kurz	Schwäche
kraftlos	große Schwäche
lang	viel Kraft oder Hitze
zittrig, schief	Leber-/Herz-Wind – das zentrale Nervensystem ist in Gefahr.
nach oben gerollt	Fülle von etwas
nach unten gerollt	Leere von etwas
senkrecht rissig	Hitze hat die Säfte ausgetrocknet.
waagerecht rissig	Kälte hat die Substanz geraubt.
rissige Ränder	Die Leber hat zu wenig Blut oder Substanz.
vorne rissig	Die Lunge oder das Herz ist zu trocken.
gewölbt	emotionale Spannung in der Leber und im Oberbauch
geschwollene Ränder	emotionale Störung in der Leber
einseitig geschwollen	emotionale Störung in der Galle
in der Mitte geschwollen	Der Magen ist blockiert.
geschwollene Zungenwurzel	Der Unterleib ist „feucht", der Dickdarm trüb und klebrig.
Zungenbelag	**Bedeutung**
dünn, weiß, feucht	gesund
pelzig, weiß	zu viel Feuchtigkeit im Körper
dünn, gelblich, feucht	Hitze oder Entzündung
trocken	Säfte-/Blutmangel
unregelmäßig verteilt, abwesend	Trockenheit des Magens
einseitig	Leber- oder Gallenstörung
fettig, gelb, feucht	Trübheit im Körper, Schlacken (Ablagerungen)
trocken, weiß, feucht	Kälte

Pulsdiagnose

Die Pulsdiagnostik hat im Laufe der mehrere Tausend Jahre alten Geschichte der chinesischen Heilkunde eine lange Entwicklung durchlaufen. Bereits vor Jahrtausenden tasteten die chinesischen Ärzte nach den Pulsen ihrer PatientInnen und zogen daraus Schlüsse hinsichtlich Diagnose, Behandlung und Prognose der Erkrankung. Eine umfassende Erklärung dazu ist im klassischen Werk über den Puls, dem Buch „Mai Jing", dargelegt. Die Pulsdiagnose kann jedoch nur durch jahrelanges Üben mit einer Lehrerin, einem Lehrer und vielen „ProbandInnen" wirklich gelernt werden.

Der Puls gibt Aufschluss über die Qualität des Pulsschlages, seine Lage, seine Geschwindigkeit, seine Stärke, seinen Rhythmus sowie über seine klassifizierte Art (siehe nachstehende Tabelle).

Klassifizierung der 28 Pulsqualitäten der TCM

Die oberflächlichen Pulse: FU			Die schnellen Pulse: SHU		
1	**Fu**	oberflächlicher Puls	15	**Shu**	schneller Puls
2	Ru	weicher Puls	16	Hong	Wellenpuls
3	Kong	Zwiebelpuls	17	Hua	gleitender Puls
4	Ge	Lederpuls	18	Cu	unregelmäßiger Puls
5	San	zerstreuender Puls	Der leeren Pulse: XU		
Die tiefen Pulse: CHEN			19	**Xu**	leerer Puls
6	**Chen**	tiefer Puls	20	Wei	fadenförmiger Puls
7	Ruo	schwacher Puls	21	Duan	kurzer Puls
8	Fu	versteckter Puls	22	Xi	dünner Puls
9	Lao	fester Puls	Die vollen Pulse: SHI		
Die langsamen Pulse: CHI			23	**Shi**	voller Puls
10	**Chi**	langsamer Puls	24	Jin	straffer Puls
11	Dai	regelmäßig unregelmäßiger Puls	25	Xian	gespannter Puls
12	Se	rauer Puls	26	Da	breiter Puls
13	Huan	friedlicher Puls	27	Dong	bewegender Puls
14	Jie	unregelmäßiger Puls	28	Chang	langer Puls

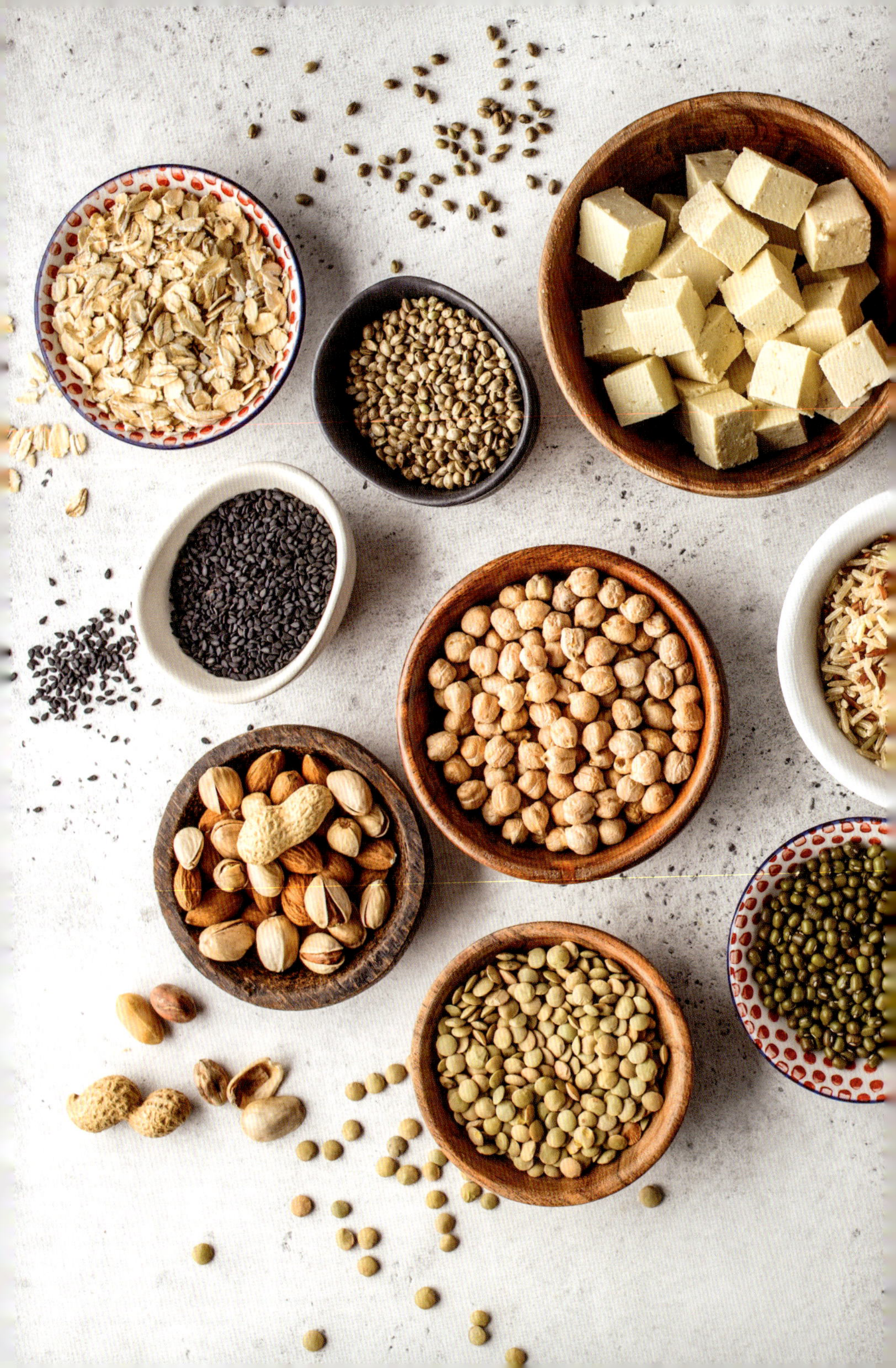

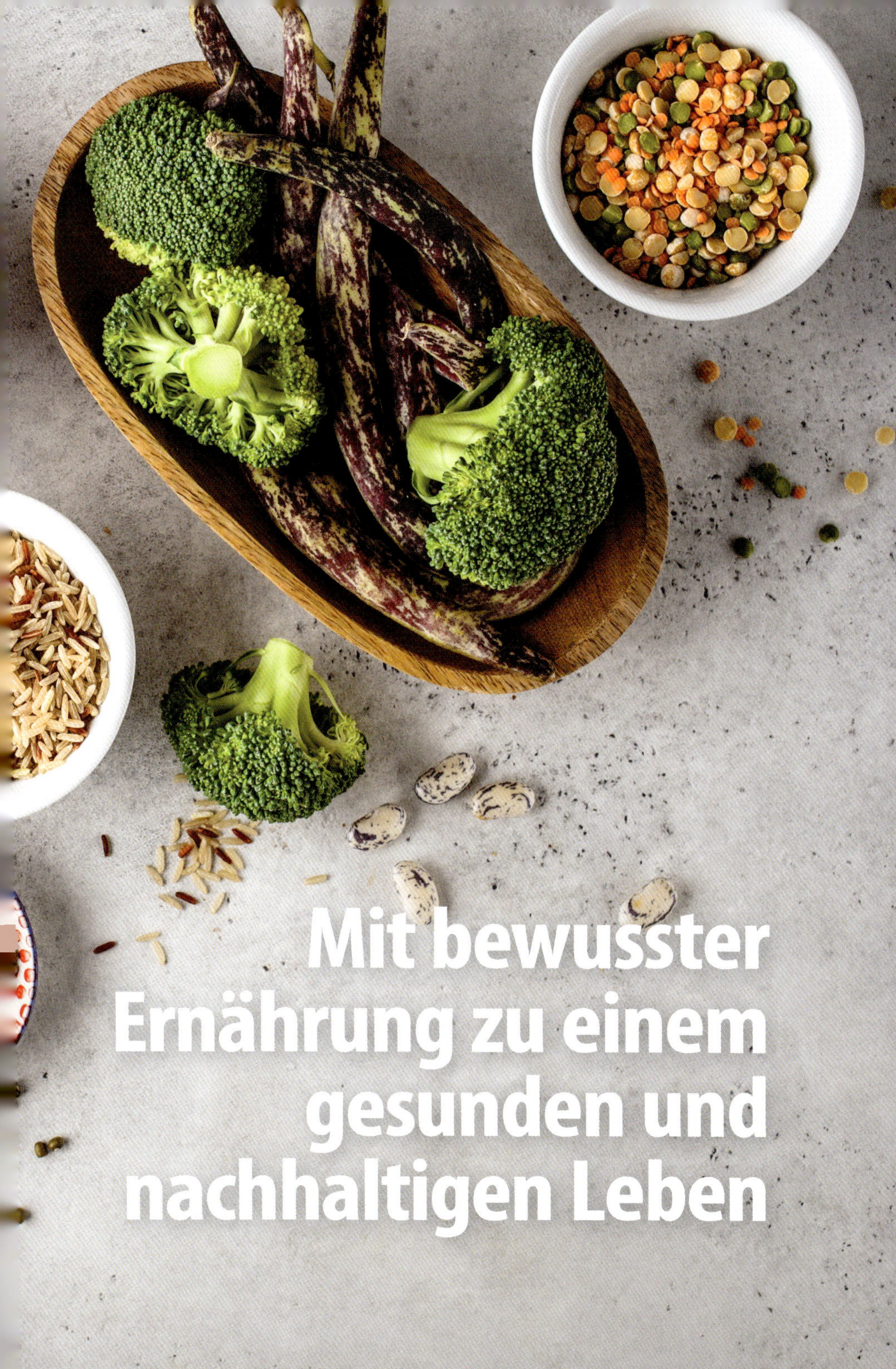

Mit bewusster Ernährung zu einem gesunden und nachhaltigen Leben

Wie eine gesunde Ernährung aussehen soll

Eine grundsätzliche Empfehlung ist kaum möglich, da jeder Mensch einzigartig und individuell ist. Jede und jeder weist eine ganz eigene Verdauung und Darmflora auf und nicht jede, jeder ist gleich empfindlich. So kann es für manche Menschen durchaus sinnvoll sein, auf das Frühstück zu verzichten und gegen 11 Uhr einen warmen Brunch sowie gegen 18 Uhr ein Abendessen einzunehmen. All jene, die Frühstück mögen oder brauchen, sollten morgens wenig, aber warm, mittags gehaltvoll und abends bekömmlich (zum Beispiel Trennkost) essen. Ich empfehle 2–3 Mahlzeiten pro Tag mit 4–5 Stunden Pause dazwischen sowie genügend Wasser und Tee auf den Tag verteilt zu trinken.
Der Schlüssel für eine ideale Ernährung liegt im Herausfinden des Individuellen. Alter, Jahreszeit, Beruf, Konstitution und noch viele weitere Faktoren spielen eine Rolle. Also probieren Sie selbst, was Ihnen guttut, und versuchen Sie, abseits von den gängigen Glaubenssätzen, einmal etwas Neues aus. Bei Bedarf finden Sie auch Unterstützung bei ganzheitlichen ErnährungsberaterInnen.

Meine allgemeine Empfehlung

Das Nahrungsmittelspektrum sollte in etwa aus 60 % gekochtem Gemüse, 20 % Getreide, 5–10 % Obst, 5–10 % Salat oder Rohkost sowie aus 5–10 % Samen, Nüssen, Ölen und allen sonstigen Lebensmitteln bestehen. Denn nur eine pflanzliche Ernährung nährt uns wirklich und gibt uns Kraft. SpitzensportlerInnen, die heute vegan leben, sind das beste Beispiel dafür. Wir sollten also sehr viel Gemüse, Samen, Nüsse, Sprossen, Keimlinge, gute Fette, etwas Obst und Beeren essen. Zu jedem guten Mittagessen empfehle ich frische Kräuter und alternative Salatarten (nicht aus dem Supermarkt) zu servieren.

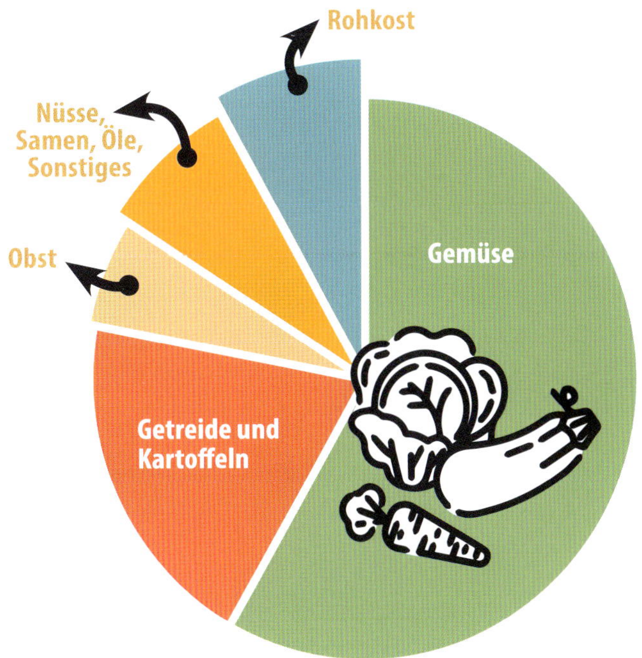

Das optimale Nahrungsmittelspektrum

Die groben Hauptbestandteile der Nahrungsmittel (die sogenannten Makronährstoffe) spenden Energie und sättigen uns.

Zu den Makronährstoffen gehören:

Kohlenhydrate sind Energiespender.
Fette sind Energiespender.
Eiweiß liefert Bausteine.
Ballaststoffe sind unverdauliche Kohlenhydrate.

Mikronährstoffe kommen in Nahrungsmitteln nur in kleinen Mengen vor, sie sind aber lebensnotwendig und müssen täglich zugeführt werden.

Zu den Mikronährstoffen gehören:

Vitamine, Mineralstoffe, Spurenelemente, Enzyme, ätherische Öle, sekundäre Pflanzenstoffe, Chlorophyll, Aminosäuren und Omega-Fettsäuren.

In den letzten Jahren sind vor allem die sekundären Pflanzenstoffe in den Fokus der Wissenschaft gerückt. Darunter versteht man Farb-, Geruchs-, Duft- und Geschmacksstoffe, die primär in Obst, Gemüse, Beeren und Gewürzen enthalten sind. Sie haben unabhängig von ihrem Nährstoffreichtum verschiedene gesundheitsfördernde Wirkungen, die zwar nicht essenziell sind, aber die Vitalität und Lebensqualität um ein Vielfaches erhöhen. Zum Beispiel aktivieren sie den Zellstoffwechsel, wirken verjüngend, lassen Haare und Nägel wachsen, sorgen für schöne Haut, stärken unser Immunsystem, verbessern durch die Bildung von Vitamin A das Sehvermögen, helfen bei Nachtblindheit, stärken Herz und Kreislauf und aktivieren die Spermienbildung. Deshalb ist es so wichtig, jeden Tag verschiedene Sorten Gemüse, Obst, Beeren, Kräuter und auch Gewürze zu sich zu nehmen.
Woran können wir uns orientieren? Ich denke, bevor wir ausschließlich modernen Trends hinterherjagen, ist es sinnvoll, uns zunächst der Tradition zu widmen und deren Empfehlungen genauer anzuschauen. Nur eine bewusste, nachhaltige Ernährung, die sich bewährt hat, kann für unser Wohlbefinden und eine gesunde Erde sorgen. Im Folgenden werden einige wichtige Aspekte davon angeführt.

Trinken – was und wie viel?

Laut TCM gibt es keine Regeln, wie viel Flüssigkeit am Tag zu sich genommen werden soll. Jeder Mensch ist hier verschieden. Ich halte mindestens 1,5 Liter Flüssigkeit für angemessen. Das neutralste Getränk ist Wasser. Wenn es Ihnen schwerfällt, Wasser zu trinken, greifen Sie zu kaltem Kräutertee, den Sie je nach Jahreszeit wechseln sollten. Im Frühling eignet sich frisches Grünes, da die Leber grüne Smoothies oder eine Fastenkur mit Bitterkräutern benötigt. Im Herbst sind selbst gemachte Säfte aus Trauben, Birnen und Beeren empfehlenswert. Für all jene, die Bohnenkaffee und Schwarztee lieben und im Übermaß trinken: Probieren Sie zur Abwechslung einmal Lupinen- oder Getreidekaffee aus dem Bioladen.

Vermeiden Sie das Trinken unmittelbar vor den Mahlzeiten, vor allem kalter Getränke. Diese kühlen Ihren Verdauungstrakt und verhindern eine optimale Verwertung der Nahrung. In der TCM spricht man vom „Löschen des Magenfeuers". Unser Verdauungssystem braucht „Hitze", um die Nahrung zu verbrennen und zu verarbeiten. Westlich gesehen handelt es sich dabei um das Säuremilieu des Magens. Wenn ein Kind vor dem Essen etwa reichlich kaltes Wasser trinkt, hat es oft keinen Hunger mehr.

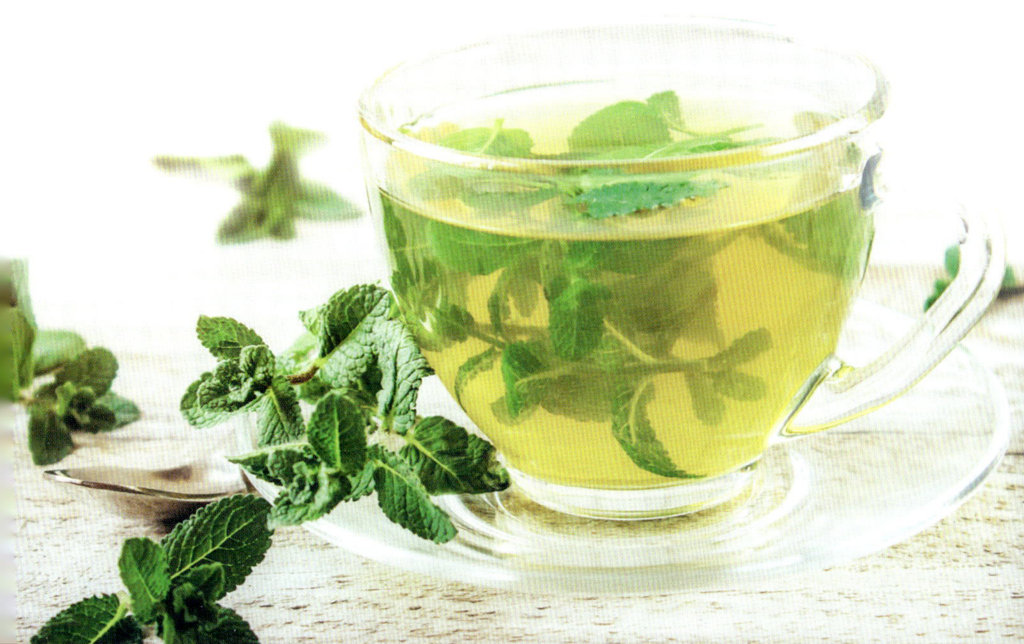

Kräutertee

Die Geschichte des Teetrinkens ist so alt wie die Menschheit selbst. Die erste Medizin des Menschen war heißes Wasser. Es hilft gegen Erkältungen, Bauchschmerzen und unterstützt die Wasserregulation. Kräutertees sind seit jeher als Heilmittel bekannt. Sie werden in der Regel aus Blättern, Samen, Wurzeln, Schalen, Stängeln, Rinden oder Blüten hergestellt. Kräutertees können als Lebensmittel genossen werden oder erfüllen als Arzneitees einen bestimmten Zweck. Die Wirkung und die Zubereitung von Arzneitees gehen auf ein uraltes Wissen Chinas zurück, lange vor unserer Klostertradition.

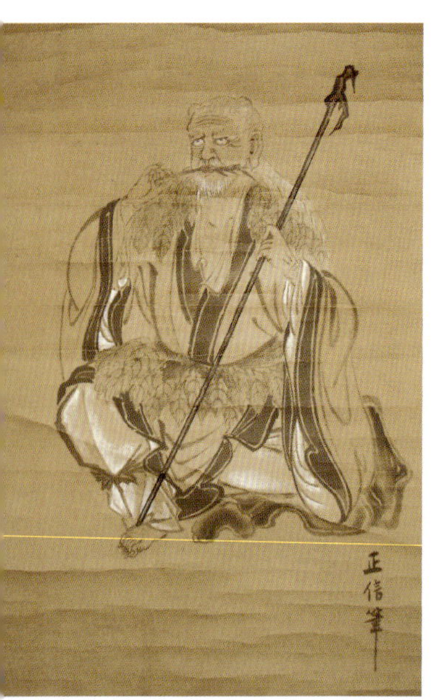

Der erste anerkannte medizinische Botaniker war Shennong (lit. göttlicher Bauer), eine mythische gottähnliche Figur, die um 2800 v. Chr. gelebt haben soll. Shennongs Werk, das Bencǎojing (神農本草經 / 神农本草经, Shénnóng Běncǎojīng), wird als das älteste Buch über chinesische Pharmakologie betrachtet. Es klassifiziert 365 Arten von Wurzeln, Gräsern, Hölzern, Tieren und Steinen in verschiedenen Kategorien der Kräutermedizin. Im Jahr 220 n. Chr. entstand das weltweit erste klinische Kräuter-Behandlungsbuch, das Shanghan Zabing Lun (伤寒杂病论). In der TCM wird dieses Werk von Zhang Zhongjing nach wie vor als „heilig" angesehen. Es gilt neben dem Huang Di Nei Jing, dem Jin Gui Yao Lue und dem Wen Bing Xue als eines der vier kanonischen Werke der Traditionellen Chinesischen Medizin. Bis heute sind dies unverzichtbare Quellen der Naturheilkunde, mit denen nahezu alle Krankheiten behandelt werden können, sofern man die Symbolsprache der Bücher entziffern kann.

Die früheste nachgewiesene Verwendung von Tee als Medizin reicht bis in die Zhou-Dynastie (erstes Jahrtausend v. Chr.) zurück. In der Tang-Dynastie (618–906 n. Chr.) ist Tee bereits zum Nationalgetränk Chinas avanciert, da er weitgehend zum Vergnügen getrunken wurde. In dieser Zeit schrieb Lu Yu auch das erste und berühmteste Buch über Tee: Cha Jing.

Es beschreibt die Geschichte des Tees, die benötigten Werkzeuge, um ihn zu ernten und vorzubereiten, die achtundzwanzig Utensilien, um Tee zu brauen, die verschiedenen Arten von Wasser und natürlich, wie man Tee richtig trinkt – mit der Betonung der mentalen Vorbereitung und der Kultivierung von Ruhe. Aus Lu Yus Zeit stammen ebenso die chinesische und die japanische Tradition und Kunstform der Teezeremonie, eine Art aktive Meditation[19].
Alle gängigen Lehrbücher der chinesischen Ernährungstherapie klassifizieren heute Tee (Genusstees wie grünen, schwarzen, weißen, Oolongtee usw.) als süß, leicht bitter und kühl, in das Herz eindringend, Leber-, Magen-, Blasen- und Dickdarmmeridiane erreichend. Tees wirken erfrischend auf den Geist und die Augen, lindern Durst, helfen der Verdauung und beim Urinieren. Studien[20] zufolge kann das regelmäßige Trinken von Tee das Risiko einer koronaren Herzkrankheit um fast ein Drittel mindern. Zudem schützt Tee das Gehirn vor Alzheimer und Demenz sowie die Augen vor oxidativem Stress, reduziert die krebserzeugende Wirkung des Rauchens, die Wahrscheinlichkeit, an Diabetes Typ 2 zu erkranken, das Schlaganfallrisiko, Prostatakrebs, bei jüngeren Frauen das Risiko von Brustkrebs und bei älteren Menschen von Depressionen, fördert gesunde Knochen, Zähne und gesundes Zahnfleisch und senkt den Cholesterinspiegel. Dieser kleine Auszug soll das gesundheitsfördernde Potenzial von Tee aufzeigen.

Ich empfehle Ihnen, neben Wasser warme oder kalte Kräutertees zu trinken. Trauen Sie sich ruhig, die Kräuter auch einmal stärker zu dosieren, meist wird die Kraft erst dann spürbar. In China ist es nichts Ungewöhnliches, wenn eine traditionelle Ärztin, ein traditioneller Arzt bis zu 100 g Kräuter als Tagesdosis verschreibt. Zur

Info: Ein Teebeutel enthält 2–3 g Kräutertee. Wenn Sie selbst auf diesem Gebiet zu wenig Erfahrung haben, holen Sie sich bei einer naturheilkundlichen Ärztin, einem naturheilkundlichen Arzt, einer fachkundigen Person oder in einer Apotheke Unterstützung.
Kräuter liefern uns wertvolle Mineralstoffe und Vitamine. Je nach Befindlichkeit und Symptom besteht die Möglichkeit, einen Tee für die Verdauung, die Blase, Menstruationsprobleme, zur Unterstützung der Leber oder Galle usw. zu trinken. Je nach Wetterlage oder Temperaturempfinden gibt es wärmende, kühlende oder befeuchtende Tees.

Sollen Kräutertees funktionell für unseren Körper eingesetzt werden, gilt es bei deren Zubereitung unter anderem die richtige **Kombination von Thermik und Geschmack** anzuwenden. Zur Verdeutlichung ein paar Beispiele:

Heiß & scharf > schweißtreibend und wärmend an der Oberfläche
Zum Beispiel: Zimtzweige oder frischer Ingwer

Kühl & scharf > schweißtreibend und kühlend an der Oberfläche
Zum Beispiel: Lindenblüten, Holunderblüten, Pfefferminze

Wärmend & aromatisch > um die Verdauung zu stärken
Zum Beispiel: Kardamom, Fenchelsamen, Koriander, Kümmel

Kühlend & bitter & fad > sedierend für Niere und Blase
Zum Beispiel: Goldrute, Birkenblätter, Maishaartee, Mädesüß

Bitter & salzig > um Schleim aus dem Körper zu lösen
Zum Beispiel: Spitzwegerich, Huflattich, Königskerze, Malvenarten

Ergänzend gibt die **Signaturenlehre** Aufschluss darüber, welche Teile der Pflanzen welchen Bereich des Körpers erreichen:

Blüten gleichen dem Äußeren (Kopf & Haut).
Blätter entsprechen dem Oberen (Lunge, Atemwege).
Stängel und **Äste** kommen den Extremitäten gleich.
Rinde, Fasern und **Schale** gleichen den Wasserwegen (Blase und Niere).
Der **Stamm** entspricht der Wirbelsäule.
Die **Wurzeln** kommen den Eingeweiden, Organen oder der Blutebene gleich.

Entsprechungssignaturen: Mensch – Nahrungsmittel

Karotte	Augen	Walnuss	Gehirn	Trauben	Lunge
Tomate	Herz	Ingwer	Magen	Feigen	Hoden
Zitrusfrucht	Brust	Süß-kartoffel	Bauch-speicheldrüse	Kidney Bohnen	Nieren
Knochen	Sellerie	Pilz	Ohr	Avocado	Uterus

Und last, but not least hängt es von der richtigen **Zubereitung** der Kräuter ab. Um ein optimales Ergebnis zu erzielen, ist es ratsam, folgende grobe Regeln zu beachten:

Blätter und **Blüten** werden immer mit brühend heißem Wasser übergossen, danach lässt man sie 10 Minuten ziehen. Aromatische Kräuter mit ätherischen Inhaltsstoffen sollten Sie sofort mit einem Deckel abdecken.
Gräser und **Stängel** (gröbere Teile) kocht man kurz vor und gibt danach die „leichten" Teile wie Blätter und Blüten dazu und lässt alles 10 Minuten ziehen.
Wurzeln, Samen, Früchte, Hölzer und **Rinden** werden 10–20 Minuten richtig gekocht.

Abgesehen von ein paar Ausnahmen wie die Mistel, die nur als Mazerat (Kaltwasserauszug) getrunken wird, gelingen damit wohltuende Kräutertees, abgestimmt auf die Wirkrichtungen der Jahreszeiten, die Geschmäcker und die jeweiligen Energien. Haben Sie nun auch Lust auf einen Kräutertee bekommen? Dann probieren und genießen Sie nachstehende, von mir zusammengestellte Tees[21].

Frühlingstee (zur Unterstützung des Holz-Elementes)

Löwenzahnkraut – bitter, kühlend, entgiftet die Leber
Brennnesselblätter – bitter, kühlend, vertreiben Feuchtigkeit und stärken das Blut
Mariendistelkraut – bitter, kühlend, entgiftet und stärkt die Leber
frischer Ingwer – scharf, warm, wärmt die Mitte, vertreibt Kälte
Pfefferminze – scharf, kühl, zerstreut die Energie
Hibiskusblüten – kühl, süß-sauer, klären Hitze aus Leber und Magen, stärken das Blut
Rosenblüten – süß und kühl, beruhigen den Geist, entspannen Herz und Magen

Sommertee (zur Unterstützung des Feuer-Elementes)

Kamille – kühl, bitter, kühlt den Magen
Chrysanthemenblüten – kühl, bitter, scharf, vertreiben äußere Hitze
Pfefferminze – scharf, kühl, wirkt einer Leber-Qi-Stagnation entgegen, zerstreut die Energie
Melissenblätter – kühl, leicht bitter, beruhigen das Herz-Feuer
frischer Ingwer – scharf, warm, wärmt die Mitte, vertreibt Kälte
Rosmarin – leicht bitter, scharf, warm, stärkt Herz und Nieren
Ringelblume – bitter, süß, salzig, entgiftet Leber und Blut, stärkt das Herz
Süßholz – süß, neutral, stärkt die Säfte und entgiftet

Herbsttee (zur Unterstützung des Metall-Elementes)

Thymian – bitter, warm, stärkt das Immunsystem, trocknet kalten Schleim
Lungenkraut – süß und kühl, befeuchtet die Lunge
Königskerze – süß und kühl, befeuchtet die Lunge
Himbeerblätter – kühl, adstringierend, entgiften Lunge, Dickdarm und Magen

Wintertee (zur Unterstützung des Wasser-Elementes)

Zinnkraut – kühl, bitter, adstringierend, fad, stärkt die Nieren und klärt die Blase
Petersilienwurzel – süß, warm, stärkt die Milz, entspannt und tonisiert das Blut
Frauenmantel – kühl, kühlt das Leber-Blut
Sanddornfrüchte – kalt, sauer, stärken das Immunsystem über Leber, Lunge und Nieren
Zimtstange – süß, bitter, heiß, wärmt die Nieren

Erde-Element-Tee (gut für die Verdauung)

Angelikawurzel – scharf, aromatisch, bitter, stärkend und staulösend
Orangenschalen – aromatisch, warm, bitter, karminativ, löst Schleim
kandiertes Süßholz – süß, neutral, tonisierend
Fenchelsamen – warm, aromatisch, süß, tonisierend
chinesische Dattel (Da zao) – süß, warm, tonisierend
Schafgarbe – bitter, fad, löst Blockaden
Pfefferminze – scharf, kühl, zerstreut die Energie

Jahreszeiten und Organuhr

Jedes Nahrungsmittel hat, unabhängig von seiner Zubereitung, eine Wirkrichtung, eine Organwirkung sowie eine thermische Wirkung. Ernähren Sie sich von Nahrungsmitteln, die saisonal in Ihrer Region wachsen, erfüllen Sie bereits einen Großteil dieser Natur-Entsprechung. Im Frühling soll etwas Frisches, Grünes und leicht Bitteres gegessen werden, im Sommer Scharfes, Rotes sowie gut Gekochtes, der Herbst verlangt nach Saurem und Befeuchtendem wie zum Beispiel Beeren und im Winter soll Salziges, Gehaltvolles, aber auch etwas Kühlendes, Adstringierendes auf den Tisch, um die Essenzen zu festigen.

Wir sind ein Teil der Natur, unser Körper, der Mikrokosmos, tickt genauso wie die Wandlungsphasen der Erde. Gesundheit und Balance zu finden, bedeutet, in den Rhythmen dieser Wandlungsphasen zu sein. Unser gregorianischer Kalender ist nicht unbedingt ein Abbild dieser Wandlungsphasen. Am 21.6., dem längsten Tag im Jahr, befinden wir uns in der Mitte bzw. am höchsten Stand des Yang (verkörpert den Sommer). Am 21.12. befinden wir uns in der Mitte bzw. am höchsten Stand des Yin (verkörpert den Winter), an diesem Tag herrscht die Kraft des stärksten Rückzuges. Am 21.3.

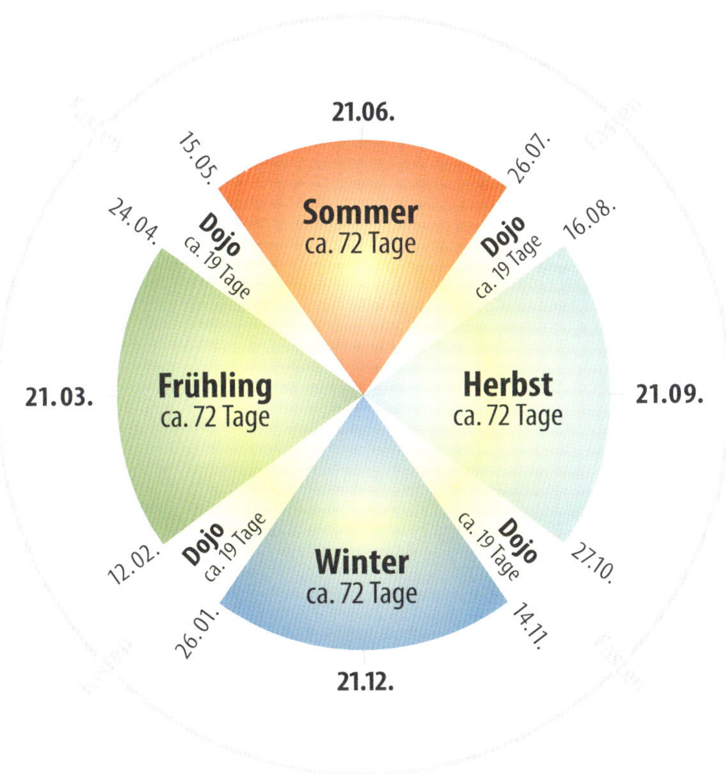

wirkt die größte Kraft des Frühlings, hier wollen wir die Energien aufsteigen lassen, am 21.9. die größte Kraft des Herbstes, hier wollen wir die Energien absteigen lassen. Das Entscheidende ist, diese Bewegungen mit der richtigen Ernährung sowie den passenden Handlungen wie Sport oder Ruhephasen usw. zu unterstützen.

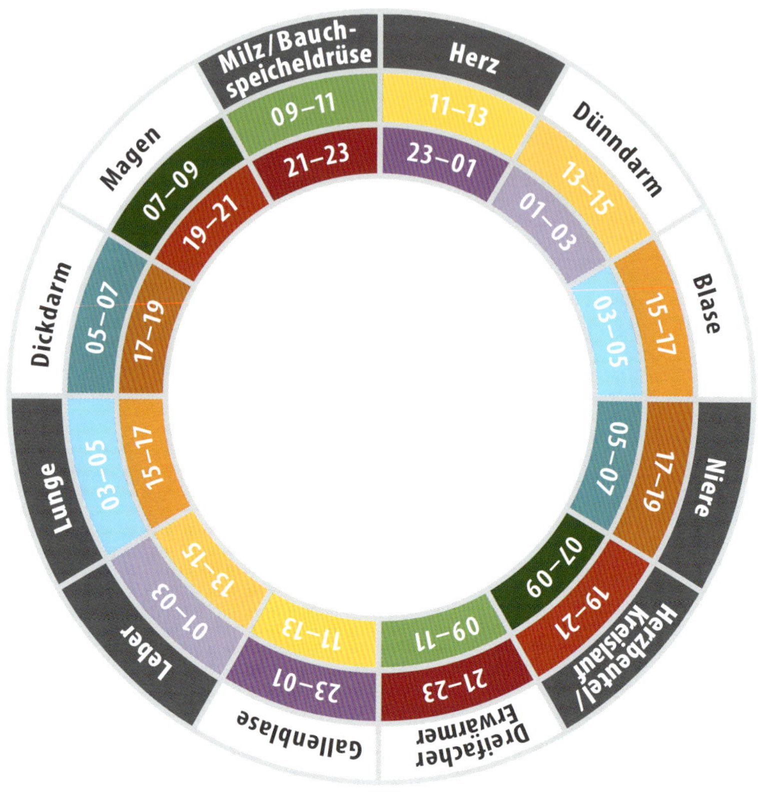

Die aktiven und passiven Phasen der Organe kann man von der sogenannten Organuhr ablesen. Der Magen ist beispielsweise in der Früh von 7–9 Uhr am aktivsten, abends zwischen 19 und 21 Uhr ist er am passivsten. Die Milz und die Bauchspeicheldrüse sind vormittags von 9–11 Uhr am aktivsten. Es ist also sinnvoll, zu den aktiven Zeiten die reichhaltigsten Mahlzeiten zu sich zu nehmen. Mithilfe der Organuhr kann der Tagesrhythmus ganz leicht an die vorgegebenen Zyklen angepasst werden.

Kochmethoden

Mit den verschiedenen Zubereitungsmethoden haben Sie die Möglichkeit, Ihre Nahrungsmittel thermisch und energetisch zu verändern. Grillen stärkt etwa das Yang (die Wärme und die Dynamik), Rösten das Qi (die Dynamik), Blanchieren und Dünsten stärken das Yin (das Substanzielle, die Stoffe). In der Naturheilkunde finden sich genaue Vorstellungen über die Kunst, die entsprechende Kochmethode zu wählen. Wenn Sie beispielsweise rote Paprika in heißem Olivenöl fast schwarz braten, dann verstärken Sie den ohnehin schon starken Bezug zum Feuer-Element (Herz, Dünndarm, Gefäße, Blut). Wenn Sie rote Paprika roh essen, tritt der Feuer-Bezug in einer schwächeren Form auf. Wenn Sie schwarze Bohnen vorsichtig und lange kochen, bleibt der Wasser-/Nierenessenz-Bezug erhalten. Durch starke Hitze, Rösten oder Grillen usw. schließen sich die Poren, die Essenz bleibt im Lebensmittel. Durch langsame, lang dauernde Kochmethoden mit genügend Wasser geht die Quintessenz der Nahrung in die Suppe oder Sauce über. Jede Zubereitungsweise verändert auch den Geschmack, was wiederum einen Bezug zu den fünf Elementen herstellt (siehe auch die Tabelle über „Geschmäcker und Wirkung“ auf Seite 53).

Welche Kochmethoden gibt es?

Yangisieren, um Wärme zu befeuern und Kälte auszugleichen: scharf anbraten, grillen oder räuchern, kochen mit geringer Beigabe von Wasser oder Alkohol.

Harmonisieren: langes Schmoren, im Ofen backen, Suppe lang kochen.

Yinisieren, um Substanz und Essenz (Yin) zu nähren: blanchieren von Rohkost, dünsten, dämpfen, kochen mit wasserhaltigen Zutaten (Tomaten, Gurken, Sprossen, Pilze, Gemüse), Rohkost marinieren.

Schneidetechniken

Nicht nur die Kochmethoden, sondern auch unterschiedliche Schneidetechniken bewirken energetische Veränderungen. Hier kommt es darauf an, welches der fünf Elemente angesprochen werden soll.

Welche Schneide- bzw. Zerkleinerungstechniken gibt es?

Wenn das **Holz-Element** angesprochen werden soll (Leber, Galle, Sehnen, Bänder): diagonal zur Wachstumsrichtung schneiden.

Wenn das **Feuer-Element** angesprochen werden soll (Herz, Dünndarm, Gefäße): in Wachstumsrichtung angespitzt schneiden.

Wenn das **Erde-Element** angesprochen werden soll (Magen, Milz, Gewebe, Muskeln): in großwürfelige Stücke schneiden.

Wenn das **Metall-Element** angesprochen werden soll (Lunge, Dickdarm, Poren): in Spiralen schneiden.

Wenn das **Wasser-Element** angesprochen werden soll (Niere, Blase, Knochen): raspeln, kleinwürfelig schneiden oder mahlen.

Kochgeschirr und Fette

Der Geschmack des Essens hängt auch von dem Topf, der Pfanne ab, in dem Sie es gekocht oder gebraten haben. Kochen und braten Sie nur in Qualitätstöpfen und -pfannen aus natürlichen Materialien wie Ton (Tajine, Römertopf), Keramik und Gusseisen ohne Beschichtung.

Emaille und Edelstahl sind auch möglich. Beschichtete Pfannen sind zwar praktisch, aber sobald die Oberflächenschicht Kratzer bekommt, nimmt man giftige Substanzen auf. Mitteleuropäer sind es gewohnt, mit Metallgeschirr zu kochen. Essen aus Tontöpfen schmeckt anders, probieren Sie es aus und entdecken Sie den Unterschied. Die TCM empfiehlt zum Kochen und Backen echtes Feuer. In der Stadt ist das allerdings schwer umsetzbar, ein Gasherd ist noch die beste Wahl. Induktionsherde oder Mikrowellen verhindern ein energetisches Essen. In Afrika, oft als Mutter-Erde-Land bezeichnet, kocht man meist in Tongefäßen. Diese betonen zusätzlich das Erde-Element (Milz und Magen) des Essens. Sofern möglich, sollten Sie nicht durchgehend in Metalltöpfen kochen, sondern immer wieder auf die Zubereitungsarten und Materialien der TCM zurückgreifen.

Sparen Sie außerdem nicht bei Ölen. Es ist empfehlenswert, nur die hochwertigsten zu verwenden, zum Beispiel native kaltgepresste Öle wie Walnussöl, Hanföl, Traubenkernöl, Mariendistelöl, Leinöl, Kürbiskernöl usw. Zum Erhitzen eignen sich Kokosfett, Olivenöl und Rapsöl. Fette bringen Elastizität in die Zellwende und sind wichtige Bestandteile des Stoffwechselprozesses im Körper. Öle mit mehrfach ungesättigten Fettsäuren sind am qualitativsten. Die Ernährungswissenschaft rät, dass ein gutes Verhältnis zwischen Omega-6- und Omega-3-Fettsäuren vorherrschen soll.

Essen richtig reihen, gesund verdauen

Spüren Sie nach jedem Essen Müdigkeit, Blähungen, Völlegefühl und Unwohlsein im Bauch? Das kann an Ihren Körperfunktionen liegen, aber auch an falschen Nahrungsmitteln, falschen Kombinationen, einer falschen Tageszeit oder daran, dass Sie nicht gut gekaut haben. Vielleicht essen Sie auch in der falschen Reihenfolge. Gemüse, Getreide, Obst, Käse, Fleisch etc. können besser verdaut werden, wenn die jeweilige Verdauungszeit beachtet wird. Diese hängt von spezifischen Enzymen im Magen ab, die nur dann ihre Funktion optimal ausführen können, wenn wir die einzelnen Nahrungsmittel in der richtigen Reihenfolge und unverfälscht zu uns nehmen. Essen Sie also jene Lebensmittel zuerst, die am schnellsten verdaut werden können. Schwer verdauliche Lebensmittel wie etwa Proteine sollten ganz zum Schluss folgen. Dabei gilt als Faustregel: Nahrungsmittel mit hohem Wassergehalt stehen am Anfang einer Mahlzeit, Nahrungsmittel mit niedrigem Wassergehalt an deren Ende.[22] Essen Sie zudem regelmäßig und in Ruhe und kauen Sie gut. Jede Mahlzeit ohne Achtsamkeit ist nur ein halbes Essen. Nehmen Sie Ihre Speise mit allen Sinnen wahr. Nach dem Essen sollten Sie sich energiegeladen und fit fühlen.

Tipps für die richtige Reihenfolge

- Beginnen Sie je nach Jahreszeit und individueller Vorliebe mit einer warmen Suppe oder einem Salat.
- Menschen mit einem schnellen Stoffwechsel empfehle ich, als Erstes einen süßen Brei einzunehmen – ja, tatsächlich, die Nachspeise zuerst.
- Für all jene, die Rohkost schlecht vertragen, ist es sinnvoll, mit rohem Gemüse, Wildkräutern oder einem Salat zu starten.
- Danach folgen nacheinander gekochtes Gemüse, Getreide, Hülsenfrüchte, Nüsse, Fleisch sowie fetthaltige Speisen.
- Salate oder Gemüsegerichte sollten vor den protein- und fetthaltigen Speisen verzehrt werden. (Die mediterrane Küche ist hier ein gutes Beispiel.)
- Kohlenhydrate wie Kartoffeln, Reis und Getreide sollten ebenso vor Fleisch, Fisch oder Eiern gegessen werden.
- Vermeiden Sie Früchte zum Dessert, idealerweise genießen Sie Obst auf leeren Magen und als kleinen Energiesnack zwischendurch.

- Vegan oder vegetarisch lebenden Menschen rate ich zu folgender Reihenfolge: zuerst eventuell wasserhaltige Früchte, dann Salat, gefolgt von Gemüse und Getreide einschließlich Kartoffeln (haben eine ähnliche Verdauungszeit), danach Hülsenfrüchte und zuletzt nach Belieben ein paar Nüsse.
- Fisch benötigt als Beilage keine Kohlenhydrate, Salat oder Gemüse eignen sich besser.
- Je weniger verschiedene Nahrungsmittel in einer Mahlzeit gegessen werden, desto leichter und gesünder funktioniert die Verdauung.

Verdauungszeiten verschiedener Lebensmittel[23]

15–20 min	Wassermelone, wasserhaltige Früchte und Fruchtsäfte
20–30 min	gemixte Salate aus grünem Blattgemüse (Smoothies)
30–40 min	frische Früchte
30–40 min	grüner Salat
30–60 min	Fisch, je nach Fettgehalt
40–50 min	das meiste gedünstete oder gekochte Gemüse
45–60 min	Eier, je nach Zubereitung
1,5 h	Getreide, Hülsenfrüchte und Linsen
1,5 h	entrahmte Milch oder fettarmer Hüttenkäse oder Ricotta
2 h	Samen
2 h	Hüttenkäse aus Vollmilch
2–3 h	Nüsse
2–3 h	Huhn oder Pute
3–4 h	Rind oder Lamm
4–5 h	Hartkäse aus Vollmilch
4–5 h	Schwein

Die für mich stimmigsten und richtigen Kombinationen von Lebensmitteln stammen aus dem italienischen Kochbuch „Der grüne Löffel“, das bereits 1988 veröffentlicht wurde. Ich halte mich nach wie vor daran, da diese Kombinationen perfekt mit den unterschiedlichen Verbrennungszeiten einhergehen und es bis jetzt keine treffendere Auflistung für mich gibt. Die wichtigsten Parameter sind: Fleisch und Fisch brauchen keine Früchte. Milch ist mit fast nichts kompatibel. Hülsenfrüchte und Gemüse passen gut zusammen, da diese Kombination bei der Verdauung auch die Aufnahme von Eiweiß fördert. Kartoffeln sollte man am besten mit Gemüse kombinieren.

Die richtige Kombination von Nahrungsmitteln[24]

Nahrungsmittel	Beste Kombination	Mögliche Kombination	Zu vermeidende Kombination
Fleisch, Fisch, Eier	alle Gemüse, ausgenommen einige stärkehaltige Gemüse	kleine Mengen von Kartoffeln	untereinander und mit Früchten
Milch	–	Brot	alle anderen Nahrungsmittel und Früchte im Allgemeinen
Käse	Gemüse	Brot und Kürbis	alle Proteine und Früchte
Joghurt	–	saure Früchte	andere proteinhaltige Nahrungsmittel
Hülsenfrüchte	nichtstärkehaltige Gemüse	Getreide	Früchte und andere proteinhaltige Nahrungsmittel

Nahrungsmittel	Beste Kombination	Mögliche Kombination	Zu vermeidende Kombination
Getreide	Gemüse	süße Früchte und andere proteinhaltige Nahrungsmittel	Früchte, Brot
saure Früchte	andere saure Früchte, Ölfrüchte	nach einigen Fleisch- und Fischrezepten in Restaurants und mit Joghurt	alle anderen Früchte und andere Nahrungsmittel
halbsaure Früchte	andere halbsaure Früchte	–	alle anderen Früchte und andere Nahrungsmittel
süße Früchte	andere süße Früchte	in einigen Rezepten (Torten) mit Getreide	alle anderen Früchte und andere Nahrungsmittel
Ölfrüchte	saure Früchte, Gemüse	–	andere Arten von Früchten und proteinhaltige Nahrungsmittel
Gemüse	untereinander und mit Proteinen, Fetten und Getreide	–	nichtölhaltige Früchte
Kartoffeln	Gemüse, ausgenommen Hülsenfrüchte	Eier, Fleisch	Früchte, Getreide, Milch und Käse
Tomaten	Gemüse und proteinhaltige Nahrungsmittel, ausgenommen Milch und Käse	Kohlenhydrate	Milch, Käse, halbsaure und süße Früchte

Sauer oder basisch?

Ohne ein konstantes inneres Körpermilieu, einen ausgeglichenen Säure-Basen-Haushalt, kann unser Stoffwechsel nicht einwandfrei funktionieren. Durch die Nahrungsaufnahme und in weiterer Folge durch die Verwertung der aufgenommenen Lebensmittel kommt es in unserem Körper zu Schwankungen, die ununterbrochen durch unser Säure-Basen-System, die Lungenatmung, die Ausscheidung der Niere von giftigen Substanzen sowie unser Blut ausbalanciert werden müssen.

Die Nahrungsmittel lassen sich in säure- und basenbildende einteilen.

Saure Lebensmittel: Fleisch und Wurstwaren, Fisch, Brot, Getreide, Eier, Kaffee, Milchprodukte sowie zuckerhaltige Produkte.

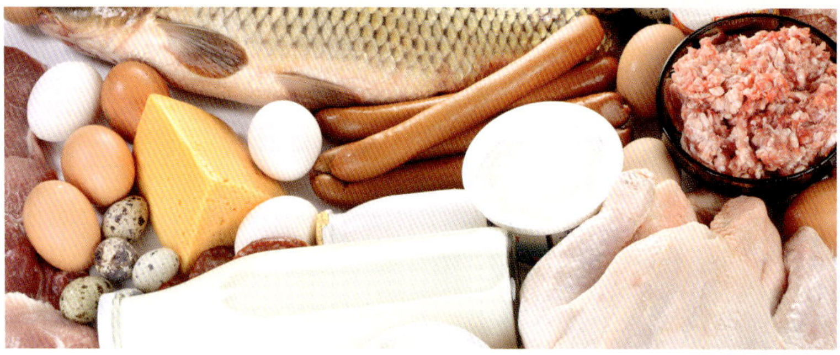

Basische Lebensmittel: mineralstoffreiche (vor allem kaliumreiche) Nahrungsmittel wie Obst, Gemüse, Kartoffeln, Samen, Kräuter, Nüsse sowie Wasser und natürliche Fruchtsäfte.

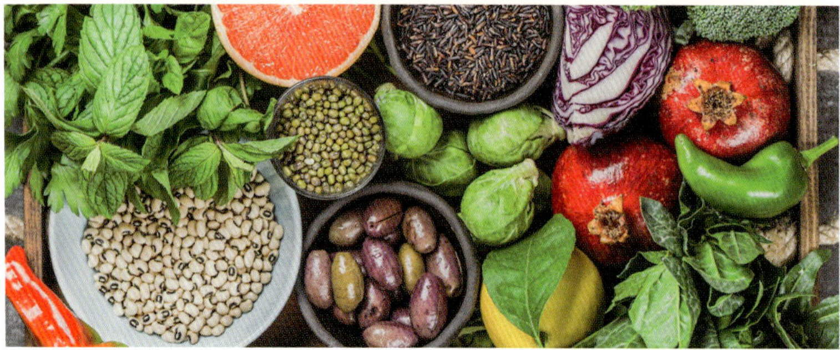

Zur Beurteilung des Säure-Basen-Milieus wird der pH-Wert herangezogen: „Ein pH-Wert von 7 wird als neutral bezeichnet, unter 7 liegt er im sauren, über 7 im basischen Bereich. In den Körperzellen liegt der pH-Wert zwischen 6,8 und 7, im Blut beträgt er normalerweise 7,4.“[25]

Die Naturheilkunde sieht in einer permanenten sauren Ernährung den möglichen Grund dafür, dass sich der pH-Wert geringfügig in den sauren Bereich verschiebt und sich dadurch die Pufferkapazität drastisch verschlechtert. Nahezu alle chronischen Leiden sind auf eine Übersäuerung zurückzuführen. Es gilt also, einen Säureüberschuss zu vermeiden. Zu viel Säure im Körper kann zu Mineralstoffmangel, Rheuma, Arthritis, Schlackenbildung, Haarausfall, Nieren-, Gallen- und Blasensteine führen, überlastet die Organe, lässt uns dick werden, schwächt die Augen und lockt Bakterien und Pilze an.[26]

Betrachten Sie einmal Ihre Zunge: Ist der Belag schmierig und gelb? Haben Sie einen „komischen“ Mundgeschmack? Fühlen Sie sich nach dem Stuhlgang gut und vollständig entleert oder ist Ihr Stuhl klebrig und versucht Ihr Darm mehrmals am Tag seinen Inhalt loszuwerden? Wenn das auf Sie zutrifft, können Sie davon ausgehen, dass Sie zu sauer sind.
Basische Lebensmittel lagern im Körper keine Schlacken ab, sondern fördern hingegen die Entschlackung und Entgiftung. Ihre Inhaltsstoffe, besonders Mineralien, Antioxidantien, Fettsäuren und Vitamine, sorgen für eine entzündungshemmende Wirkung und haben einen positiven Effekt auf unsere Darmgesundheit. Stark basische Lebensmittel sind somit gut für eine Entsäuerungskur des Körpers geeignet. Brennnessel, Löwenzahn, Petersilie, Gerstengras, Schwarzer Rettich, Grünkohl, Spinat, Trockenfeigen, Gurken und Fenchel kommen dafür infrage.

Ist Bio ein Muss?

Aus Sicht der Naturmedizin stellt sich diese Frage nicht. Alles, was Sie mittlerweile nicht an biologischen Nahrungsmitteln kaufen, ist mehr oder weniger eine Chemiebombe, verzuckert und durch Food-Designer vor allem dafür gedacht, viel Geld damit zu verdienen. Biologisch einzukaufen heißt auch, die natürliche Landwirtschaft zu unterstützen. Bio muss nicht hochpreisig sein. Wenn Sie selbst kochen, ersparen Sie sich die teuren Fertig- und Halbfertigprodukte. Es versteht sich von selbst, dass bestrahlte Nahrung sowie Mikrowellenkost energetisch nutzlos sind. Auch Tiefkühlkost kann nur eine Notlösung sein.

Die Vorteile von Bio-Nahrungsmitteln liegen auf der Hand: Sie sind gesünder und vitalstoffreicher, gut für die Darmflora, schützen besser vor Krebserkrankungen, sind ethisch vertretbar und werden ökologisch angebaut. Bio hilft armen Ländern ökonomisch, verringert Hungersnöte in Schwellenländern, steht für Artenvielfalt und Autarkie und schafft natürliche Böden sowie reines Trinkwasser.
Laut einer Studie, die im Journal of Alternative and Complementary Medicine veröffentlicht wurde, weisen „biologisch angebautes Gemüse, Obst und Getreide signifikant mehr Vitamin C, Magnesium und Phosphor sowie signifikant weniger Nitrate als konventionell angebautes Gemüse“[27] auf.
Anhand der folgenden beiden Beispiele ist die Wichtigkeit von Bio-Produkten für unsere Gesundheit ersichtlich:

- Biologisch angebaute Johannisbeeren bringen vielleicht weniger Erträge ein, doch ihr wesentlich höherer Vitamin-C-Gehalt unterstützt unseren Körper bei der Abwehr von Krebszellen.
- Die Technische Universität Graz hat 2019 festgestellt, dass Bio-Äpfel im Gegensatz zu konventionell angebauten Äpfeln „eine viel ausgewogenere und vielfältigere Bakteriengemeinschaft“[28] aufweisen, die eine gesundheitsfördernde Wirkung, speziell auf unsere Darmflora, hat.

Brot und Gebäck

Als ich noch ein Kind war, wurde das Brot aus Roggenmehl, Salz und Wasser gebacken und als Triebmittel Sauerteig verwendet, sonst nichts. Ich stamme aus einer religiösen Familie, die wie viele andere den Zweiten Weltkrieg, die Armut und den Hunger erlebt hat. Dadurch geprägt, ist meine Mutter mit Nahrungsmitteln sehr sorgfältig umgegangen, hat jeden neuen Laib Brot bekreuzigt, bevor er angeschnitten wurde. Es gab keine Mahlzeit ohne Gebet und Segnung. Wenn ich heute daran zurückdenke, kommt es mir vor, als wäre das ein anderes Leben gewesen, tatsächlich ist es gerade einmal etwas mehr als 40 Jahre her. Über Religionen kann man sich streiten, aber statt Gleichgültigkeit Dankbarkeit gegenüber dem Essen zu empfinden, ist nur zu befürworten.

Wir Europäer lieben Brot – ganz egal, ob zum Frühstück, als kleine Zwischenmahlzeit oder zur abendlichen Jause. Die Qualität von Brot hat sich allerdings im Laufe der Zeit verändert. Aus dem einstigen Naturprodukt ist ein Industrieprodukt geworden. Was dazu führte, dass man heutzutage Brot und Gebäck kaum mehr irgendwo kaufen kann, es ist gezuckert, mit schlechten Fetten gebacken und enthält viele ungesunde Zusatzstoffe wie Enzyme, Emulgatoren und Ascorbinsäure. Diese sorgen zwar für gleichmäßige Erzeugnisse, etwa gleich gebräunte Krusten und gleiches Volumen, jedoch schaden sie über kurz oder lang unserem Körper. „160 Zusatzstoffe sind in Deutschlands Lebensmittelzulassung für Brot und Gebäck möglich. Zudem werden noch andere Hilfsmittel eingesetzt, die nicht deklariert werden müssen“[29], lautet die ernüchternde Bilanz.
Brot aus Auszugsmehl (nicht mehr gängige Bezeichnung für Weizenmehl Type 405) kann als erstes Fast-Food-Nahrungsmittel bezeichnet

werden. Um 1880 begann mit der Erfindung von Walzen, die es ermöglichten, den Keimling zu entfernen und das verbliebene Endosperm (Stärke und Protein in einem Samen) zu mahlen, das Zeitalter des weißen Mehls. Dessen großer Pluspunkt war und ist die längere Haltbarkeit. Schlecht ist jedoch, dass es nur wenige Nährwerte aufweist und vom Körper als „schneller" Zucker erkannt und umgewandelt wird. Das führt zu vielen gesundheitlichen Problemen. Immer mehr Menschen vertragen Brot und Gebäck nicht mehr gut. Sie bekommen Bauchschmerzen, Blähungen, Völlegefühl, Energieeinbrüche, Durchfall und andere unangenehme Symptome. Langfristig spielen raffinierte Kohlenhydrate bei der Entstehung von Diabetes, Herzkrankheiten und diversen Krebsarten eine Rolle.

Betroffene vermuten meist eine Glutenunverträglichkeit und versuchen deshalb, keine glutenhaltigen Lebensmittel zu essen, besonders um Weizen machen sie einen großen Bogen. Dabei ist Weizen seit jeher ein bekanntes Getreide, wovon es früher sogar Tausende Sorten gab. In der Zwischenzeit hat sich in Europa die Anzahl auf 3–4 Sorten reduziert, diese sind überzüchtet, industrialisiert und weisen viel Gluten auf. 82,4 Prozent des konsumierten Brots in Österreich werden in Supermärkten gekauft.[30] Dort ersteht man allerdings kein

Wo wird Brot und Gebäck in Österreich gekauft?

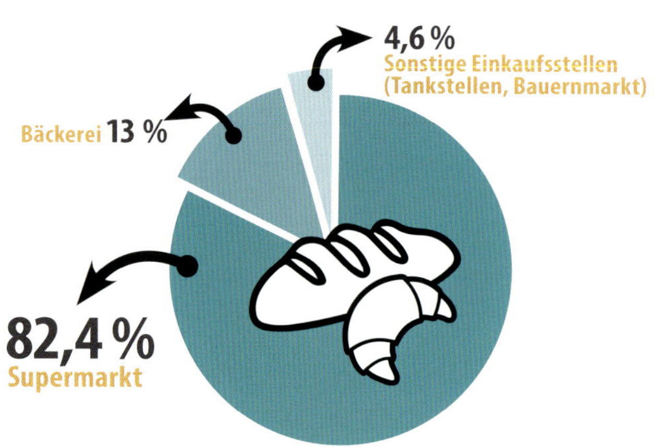

vollwertiges Brot, sondern lediglich einen industriell gefertigten Fertigteigling. Aber nicht nur der darin hochgeschraubte Glutenanteil, sondern auch die Kombination der Zusatzstoffe sowie die ohnehin schon kohlenhydratlastige Ernährung machen uns zu schaffen. Laut einer Studie der Universität Hohenheim[31] trägt die Aufgehzeit (Triebführung) von Brot ebenfalls dazu bei, dass es nicht leicht verdaulich ist.

Grundsätzlich ist Brot eher etwas für Menschen, die körperlich schwer arbeiten. Für die meisten von uns ist eine Brotjause kein vernünftiges Essen. Sie bläht, macht müde und gibt uns nicht die Energie einer gekochten Speise. Wenn Sie trotzdem gerne hin und wieder Brot essen, backen Sie es selbst oder verwenden Sie Bio-Paleo-Brotbackmischungen. Im Allgemeinen ist Brot, das mit Sauerteig zum „Gehen“ gebracht wird, besser verträglich als reine Hefebrote. Ich empfehle außerdem, das Brot vor dem Essen zu toasten. Damit wird es bekömmlicher und ist gut für den Magen vorgewärmt. Am gesündesten wäre es jedoch, wieder mehr Gemüse und gesunde Fette auf den Speiseplan zu setzen. Denn die natürlichen, vollwertigen Lebensmittel sind von vornherein die besten für unseren Körper.

Zucker

In der Natur ist Fruktose selten und kostbar. Und das ist gut so. Sie wird als Energie nur langsam freigesetzt und schädigt unseren Stoffwechsel nicht. Fruktose ist in reifem Obst, Honig und besonders in den Gemüsesorten Weißkohl, Weiße Rüben, Tomaten, Zwiebel, Kürbis und Karotten zu finden. Vor etwa 150 Jahren[32] begann Zucker den Markt zu überfluten. Fortan hatte es der menschliche Stoffwechsel nicht nur mit der natürlichen Fruktose zu tun, sondern auch mit dem kontinuierlichen Glukosestrom, der aus Zucker entsteht.

Heutzutage gibt es für Zucker viele Namen: Saccharose, Dextrose, Raffinose, Glukose, Fruktosesirup, Glukosesirup, Stärkesirup,

Karamellsirup, Laktose, Maltose, Malzextrakt, Maltodextrin, Dextrin, Süßmolkenpulver usw.[33] Mittels dieser Bezeichnungen kann Zucker ganz leicht in vielen Produkten versteckt werden. Zuckerfrei zu leben, scheint schon fast unmöglich geworden zu sein. Besonders Menschen, die in einem Fulltime-Job stecken und rund um die Uhr beschäftigt sind, haben wenig Zeit zum Kochen und greifen auf verarbeitete Lebensmittel im Supermarkt zurück. Wenn Ihnen das Szenario bekannt vorkommt, können Sie davon ausgehen, dass Sie, ohne groß zu naschen, schon zu viel Zucker zu sich nehmen. Denn Weißmehl, Backwaren, geschälter Reis etc. wirken im Körper ähnlich wie Zucker.

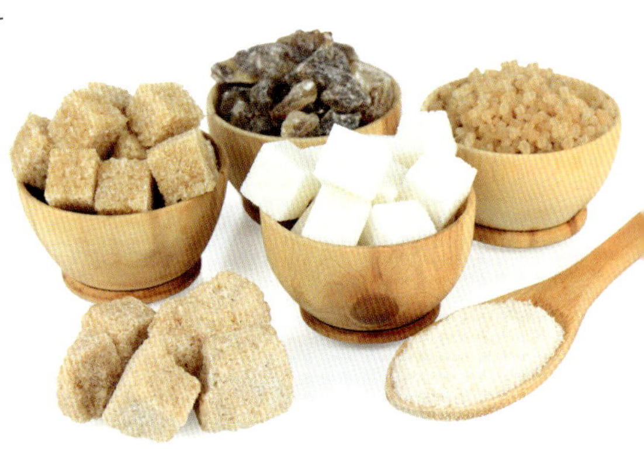

Viele Menschen sind inzwischen zu regelrechten Zucker-Junkies geworden, Zucker wirkt wie eine Droge, man will immer mehr davon. Er macht uns abhängig und krank. Noch nie hat unsere Gesellschaft so viel Zucker zu sich genommen, die Auswirkungen davon wiegen schwer: Fettleibigkeit, Bluthochdruck, Diabetes Typ 2, chronische Darmkrankheiten und ein erhöhtes Risiko für Herz-Kreislauf-Erkrankungen. Zucker kann zudem „die folgenden Symptome auslösen oder an deren Entstehung mit beteiligt sein: unerklärliche Müdigkeit, Antriebs- und Energielosigkeit, Depressionen, Angstzustände, Magen- und Darmprobleme wie Völlegefühle, Blähungen, Durchfall und Verstopfung, Haarausfall, Hautkrankheiten, Pilzbefall, Menstruationsbeschwerden, Nervosität, Schlafstörungen, Konzentrationsschwäche."[34] Trotz der steigenden Krankheitszahlen und verheerenden Gesundheitskosten ist unsere Politik nicht gewillt, daran etwas zu ändern, sie macht sich mitschuldig.

Die „Zuckerkrankheit"

Eine ungesunde, zuckerhaltige Ernährung und Bewegungsmangel führen zu Übergewicht und Fettleibigkeit und in weiterer Folge zu einem erhöhten Risiko, an einer der Zivilisationskrankheiten unserer Zeit zu erkranken: Diabetes mellitus. Nach aktuellen Schätzungen sind 50–60 Prozent aller Österreicherinnen und Österreicher (etwa 3,5 Millionen Menschen) übergewichtig oder adipös. Weltweit hat sich dic Zahl der Diabetes-Erkrankten laut WHO seit 1980 fast vervierfacht.[35] Tendenz weiter steigend. Betraf es früher vermehrt ältere Menschen, so sind immer mehr Kinder und Jugendliche davon betroffen. Männer leiden öfter an der Zuckerkrankheit als Frauen.

Die Österreichische Diabetes Gesellschaft[36] listet das Schicksalhafte daran in Zahlen und Fakten auf:

- In Österreich leidet jeder oder jede Zehnte an Diabetes mellitus. Zumindest ein Drittel der Betroffenen weiß nichts von seiner Erkrankung.
- Alle 50 Minuten stirbt in Österreich ein Mensch an den Folgen des Diabetes. Das sind 10.000 Menschen im Jahr.
- Jedes Jahr werden 300 Menschen mit Diabetes wegen ihres Nierenversagens dialysepflichtig. Das sind 26 % aller Patienten mit neuer Dialysepflichtigkeit.
- Jedes Jahr erblinden in Österreich 200 Menschen als Folge des Diabetes mellitus.

Und auch die Zukunft sieht nicht rosig aus, wenn es so weitergeht: „Zurzeit gibt es in Österreich 800.000 Menschen, die an Diabetes mellitus erkrankt sind. Im Jahr 2045 werden es mehr als 1 Million Menschen sein."[37]

Aus Sicht der TCM ist die Ursache für Diabetes Typ 2 eine Verschleimung des Körpers, die hauptsächlich durch die häufige Aufnahme von Weißmehl und Zucker verursacht wird. Unser Blutzuckerspiegel wird mit raffiniertem Zucker mehrmals täglich aufgeputscht. Die

darauffolgenden Energieeinbrüche in Form eines zu niedrigen Blutzuckerwertes muss der Körper auf Kosten seines in der Leber gespeicherten Glykogens wieder stabilisieren. Die Glykogenspeicher schwinden. Zucker und sämtliche isolierte Kohlenhydrate dringen schnell ins Blut ein und lösen die Produktion einer großen Menge Insulin aus. Dieses Hormon wird in der Bauchspeicheldrüse gebildet und hilft, den Zucker aus dem Blut zu entfernen und in die entsprechenden Zellen und Organe, die ihn benötigen, zu bringen. Wird aber immer weiter Zucker gegessen, bleibt der Insulinspiegel hoch und es werden Entzündungen im Körper beschleunigt, die chronische Krankheiten entstehen lassen.
Kohlenhydrate – und damit „Zucker" – sind in natürlichen Nahrungsmitteln ausreichend enthalten: besonders in Gemüse, Bohnen, Honig und Obst. Aus diesem Grund sollte man zusätzlichen Zucker und schlechte, isolierte Kohlenhydrate meiden oder stark einschränken. Dazu zählen nicht nur Schokolade und Süßigkeiten, sondern auch Brot, Nudeln, Mais, Pizza, Pasta usw. Auch der gut gemeinte Morgenbrei vieler Ernährungsberater mit vielen Früchten, Honig sowie isolierten Kohlenhydraten ist zu hinterfragen. Mittlerweile denke ich oft, wir sollten so frühstücken wie die Menschen in Japan: fermentiertes Gemüse, Tofu, Suppe und vielleicht ein paar Bissen Reis dazu.
Um den Zuckerhaushalt zu decken, empfehle ich Naturreis, Kartoffeln sowie alternative Cerealien wie Quinoa, Amaranth, Buchweizen sowie auch Hafer und als Süßungsmittel Kokosblütenzucker, Ahornsirup, Dattelsirup, eventuell auch Birkenzucker oder Honig.

Was braucht ein Baby?

Eine bekömmliche Ernährung ist besonders bei Babys und Kleinkindern wichtig, da der Verdauungstrakt noch nicht voll ausgebildet ist. Die individuelle Entwicklung des Kindes ist dabei ausschlaggebend. Neben der Muttermilch – die WHO empfiehlt, zwei Jahre zu stillen – sollen Babys als Anfangsnahrung hauptsächlich selbst gekochten Gemüse- oder Kartoffel-Gemüsebrei erhalten. Wenn Eltern eine allergische Disposition haben, lässt man vor jedem neuen Nahrungsmittel

ein paar Tage Abstand, um zu sehen, wie das Baby darauf reagiert. In alten Traditionen wurden Babys oft sogar einige Jahre gestillt. Denn Muttermilch ist immer verfügbar, hat die richtige Wärme und die bestmögliche Zusammensetzung.
Sie können Ihre Kinder ohne Bedenken vegetarisch ernähren, solange die Speisen vielseitig und nährstoffreich sind. Bei veganer Ernährung sind sich die Fachleute uneinig, ich persönlich glaube daran. Ich rate allen Eltern, Getreide, anfangs glutenfrei, Gemüse und Obst selbst zu kochen und zu pürieren. Energielose industrielle Produkte sollten vermieden werden. Hokkaidokürbisse, Zucchini, Pastinaken und Süßkartoffeln eignen sich hervorragend für die ersten Breimahlzeiten. Später (vor allem wenn nicht gestillt wird) kann man diese Speisen mit einem Teelöffel Rapsöl oder Leinöl aufwerten. In weiterer Folge sind Reis, Kartoffeln, Maisgrieß und nicht zu süße Obstarten empfehlenswert.

Was brauchen Kinder und ältere Menschen?

Die kranken (älteren) Menschen sowie unsere Kinder sind die Leidtragendsten der Entwicklung unserer Gesellschaft. Sie sind abhängig von gestressten Eltern, Großküchen und wissenschaftlich abgesegneter zucker- und kohlenhydratlastiger Industrienahrung. Sie werden mit Brot und Glutenbomben aus Weizen wie etwa Nudeln und Pizza krank gemacht. Dabei wäre es gerade bei Kindern sehr wichtig, sie sehr früh auf den Geschmack von Gemüse und Obst zu bringen. Manchmal braucht es dabei mehrere Anläufe. Vielen Kindern schmecken gewisse Gemüsesorten beim ersten Probieren einfach nicht. Hier gilt es kreativ zu werden und verschiedene Zubereitungsarten auszuprobieren, Gemüsesuppen mit Kokosmilch püriert oder etwa Gemüse-Getreide-Laibchen aus der Pfanne, vielleicht auch einmal frittiertes Gemüse. Solange Sie gutes pflanzliches Fett verwenden und womöglich eine glutenfreie Panier, spricht nichts dagegen. Gemüse ist ein unverzichtbarer Bestandteil gesunder Ernährung, wir können den älteren Menschen, unseren Eltern und Großeltern, sowie unseren Kindern damit eine wunderbare schmackhafte Abwechslung bieten.

Abkehr von industriellen Nahrungsmitteln

Der Wohlstand in den westlichen Ländern hat dazu geführt, dass immer mehr Makronährstoffe wie Fette, Kohlenhydrate, raffiniertes Getreide und Zucker gegessen werden. Die industrielle Landwirtschaft macht es möglich, dass in Form dieser billigen Lebensmittel mehr Kalorien geliefert werden können. Und wir nehmen diesen zugesetzten Zucker (etwa durch Maissirup), dieses Fett (meist durch Sojaöl) und dieses Auszugsmehl zu uns. Darüber hinaus lassen sich Makronährstoffe gut an Tiere verfüttern, wodurch Massentierhaltung betrieben werden kann. Unser Ernährungssystem, das mehr auf Quantität als auf Qualität beruht, hat eine neue absurde Situation geschaffen: Wir Menschen sind „überfüttert" und leiden gleichzeitig an Nährstoffmangel. Noch dazu ist dieses Ernährungssystem alles andere als nachhaltig.
Dieser Zustand ist beispiellos in der Natur, die industrielle Nahrungsmittelproduktion hat das Gleichgewicht der Elemente durcheinandergebracht. Aus Sicht der TCM fehlen uns sowohl das Holz- als auch das Metall-Element. Dafür haben wir zu viel von den Elementen Erde und Wasser. Kein Wunder, dass uns Herz-Kreislauf-Erkrankungen, Übergewicht und Erkrankungen des Magen-Darm-Trakts plagen.

Würden wir uns im Sinne der fünf Elemente ausgewogen ernähren, wären nicht nur wir und die Erde gesünder, sondern auch unser Körper wohlgeformter. Eine richtige Ernährung sorgt auf natürliche Weise für unser Idealgewicht. Ein Sättigungsgefühl stellt sich nämlich nur dann ein, wenn wir die fünf Elemente in entsprechender Menge aufnehmen. Sie haben mit Sicherheit schon selbst erlebt, dass der Körper bei Zucker, Fetten und anderen „Leckereien" einfach niemals „Genug!" sagen kann. Vermutlich ist es eine biologische Strategie, dass der Körper weiter auf fehlende Nährstoffe wartet. Je minderwertiger wir essen, desto mehr wollen wir davon.
Chemiker im Berkeley-Hospital haben schon vor Jahren das bestätigt, was in der TCM aus der Erfahrung bekannt ist: Die kalorienreiche, nährstoffarme Ernährung führt zu zahlreichen chronischen Krankheiten und Krebs. Der US-amerikanische Professor für Biochemie

und Molekularbiologie Dr. Bruce Ames hat festgestellt, dass sogar geringe Mikronährstoffmängel DNS-Schäden verursachen können, die Krebserkrankungen zur Folge haben.[38] Der Mikronährstoffmangel betrifft nicht nur einzelne Gesellschaftsgruppen. In den USA geht man davon aus, dass 50 Prozent der Bevölkerung zumindest an einem Mikronährstoffdefizit leiden.
Mikronährstoffe finden sich hauptsächlich in pflanzlichen Nahrungsmitteln wie Obst und Gemüse. Unser Körper braucht diese, um gesund zu sein. Oder anders erklärt: Getreide besteht aus Samen, die lange haltbar und lagerfähig und somit ideal für die Lebensmittelindustrie geeignet sind, um günstig Kohlenhydrate, Fette und Proteine zu produzieren. Der menschliche Organismus hat jedoch auch andere Bedürfnisse, er bedarf vor allem der Vitamine, Mineralien und Spurenelemente aus dem Holz- und dem Metall-Element. Er benötigt wenig Mehl und Samen, dafür mehr Blätter, Stängel, Gemüse, Grünzeug und Bitterstoffe. Diese Antioxidantien, sekundären Pflanzenstoffe, Ballaststoffe etc. sind die notwendigen Helfer für einen funktionierenden Stoffwechsel. Dem frischen Grün kommt in unserer kontaminierten Welt noch eine besondere Funktion zu: Es hilft uns zu entgiften, das Blut zu reinigen und Schlacken auszuleiten.

Unser Ernährungssystem führt durch den vermehrten Konsum von quantitativen Kohlenhydraten und Fetten und den verringerten Konsum von frischen Grünpflanzen zu folgenschweren Veränderungen. Wir Menschen müssen es in Form von Stoffwechselerkrankungen, Allergien, Nahrungsmittelunverträglichkeiten, Nährstoffmangel, Übergewicht, Diabetes, Darm- und Tumorerkrankungen bezahlen. Eine Hinwendung zu natürlichen pflanzlichen Lebensmitteln ist aus diesem Grund mehr als ratsam.

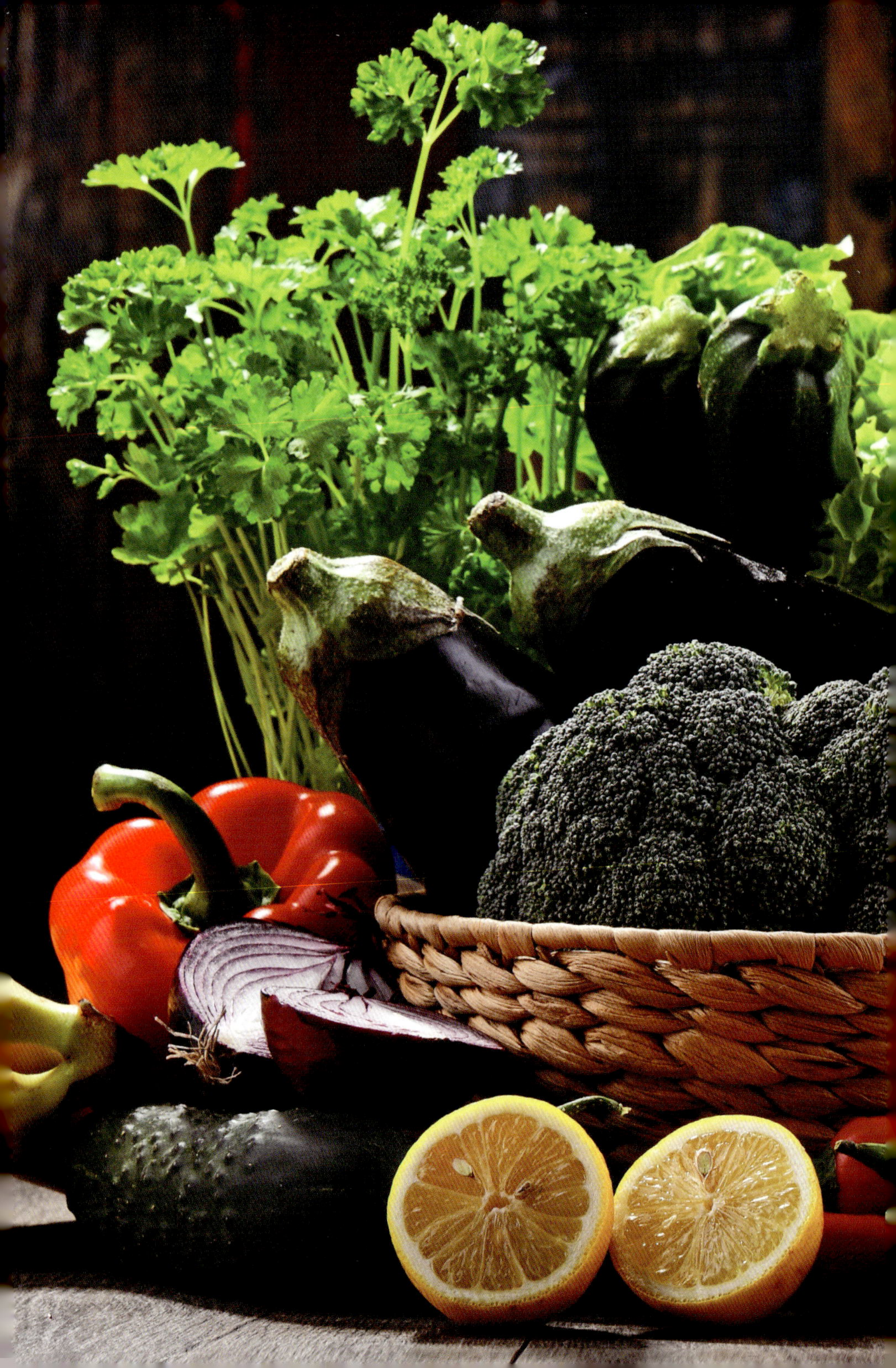

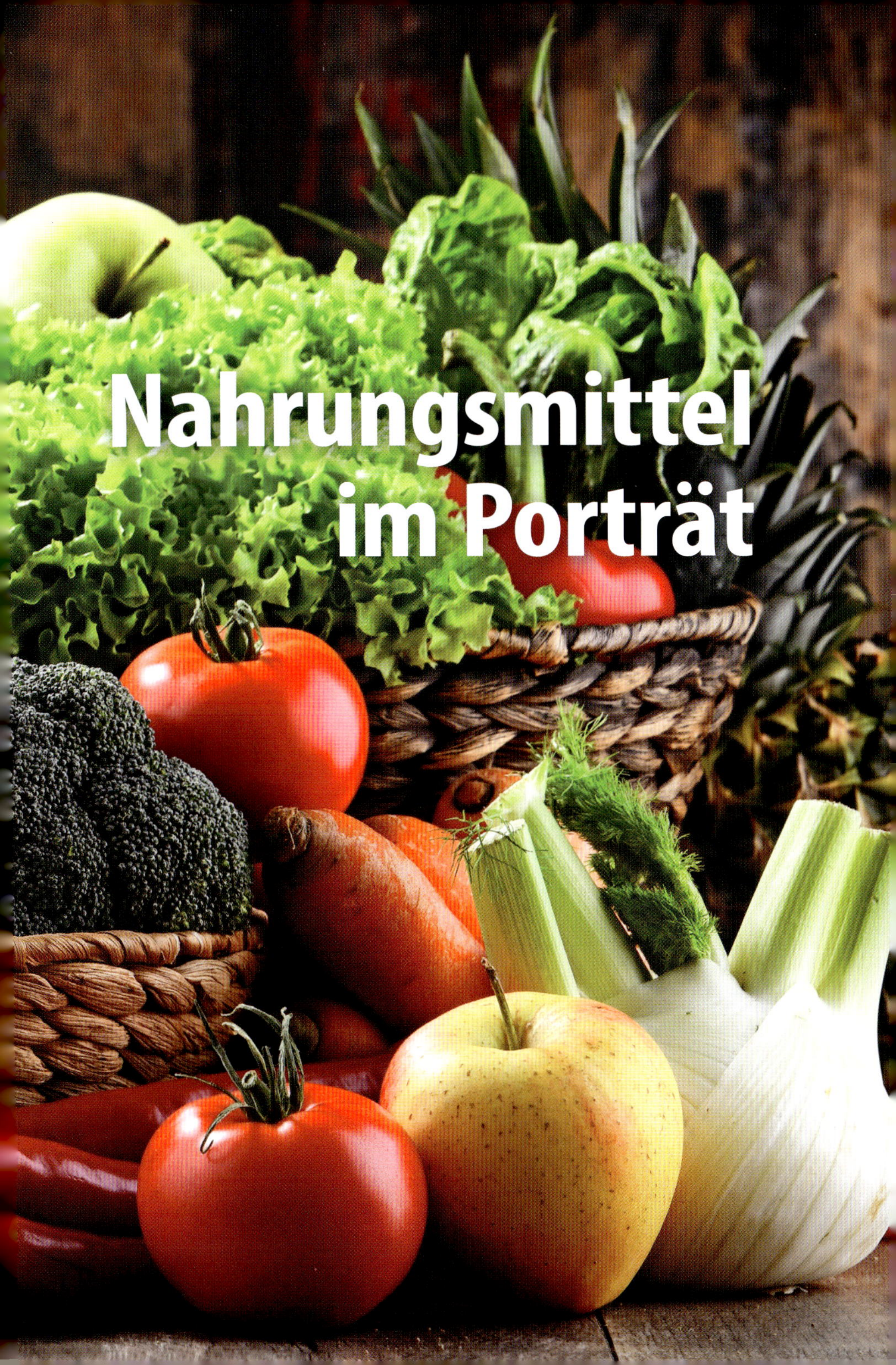

Nahrungsmittel im Porträt

Wie wirken pflanzliche Lebensmittel nun konkret auf unseren Körper? Ich habe für dieses Kapitel exemplarisch einige Beispiele[39] ausgewählt, bewusst jene, die vielleicht zu wenig Beachtung finden oder auf deren spezifische Wirkung es sich hinzuweisen lohnt. Sie sollen dadurch ein Gefühl für die Qualitäten und Möglichkeiten einzelner Nahrungsmittel bekommen, um diese dann funktionell und gezielt für verschiedene Gesundheitsaspekte einzusetzen. Mir geht es darum, Sie dazu zu inspirieren, in Ihrer Ernährung neue, noch nicht ausgetretene Pfade zu beschreiten.
Generell empfehle ich, auf Alternativen auszuweichen, die unsere Nahrungsmittelindustrie noch nicht kaputt gezüchtet hat oder bei denen die industrielle Erzeugung noch nicht zu einer Verschlechterung der Qualität geführt hat. Ein naturgerechter Anbau und eine nachhaltige Verarbeitung sind dabei essenziell.

Aus meiner jahrelangen Erfahrung als Ernährungs- und TCM-Berater weiß ich, dass die Menschen hierzulande zu oft das Gleiche essen, ebenjene Lebensmittel, die im Supermarkt angeboten werden, oder etwas, das schnell zubereitet ist und den Heißhunger stillt. Der Speiseplan besteht meist aus Kartoffeln, Tomaten, Weizen, Brot, Nudeln, Milchprodukten, Fleisch und Standard-Obst. Die Ernährung ist zu kohlenhydrat- und glutenlastig. Aus ganzheitlicher Sicht sind diese Produkte nicht für eine energetische Ernährung geeignet. Wir benötigen hierfür natürliche, hochwertige alternative Nahrungsmittel.

- Haben Sie schon einmal in einen Kronprinz Rudolf, Jonathan oder Gravensteiner gebissen?
- Kennen Sie Zuckerhut, Grazer Krauthäuptel, Endivie oder Sauerampfer?
- Haben Sie schon einmal ein Pesto aus frischem Koriander, Bacopa, Bohnenkraut, Estragon oder Wildkräutern probiert?
- Kennen Sie Schwarzkohl, Wirsing, Mairübe, schwarze Fisolen bzw. schwarze Bohnen?
- Wann haben Sie das letzte Mal ein Bohnen-Curry gekocht?

- Was essen Sie zum Frühstück? Haben Sie schon einmal eine süße Kokos-Quinoa-Bowl oder ein Paleo-Granola-Müsli gekostet oder einfach Hirse mit Pflanzenmilch gekocht? Oder wie wäre es mit einer Suppe zum Frühstück? Oder speziell für Süß-LiebhaberInnen mit schnellen Flohsamen-Buchweizen-Palatschinken?

Es gibt viele Alternativen, die nicht teuer sein müssen, wohlschmeckend und gesund sind. Flohsamenschalen eignen sich zum Beispiel gut für einen Pizza-Teig, Gemüse-Laibchen oder grüne Smoothies. Mit Lupinen-Mehl können Sie köstliche orientalische Gemüse-Bratlinge zubereiten. Und durch die Klebeeigenschaften der Lupine ersparen Sie sich sogar das Ei. Wir können also sehr einfach und leicht vieles aus der Industrie vermeiden und durch noch „intakte" Produkte ersetzen.

Gemüse

Die unzähligen Gemüsesorten sind das A und O unserer Ernährung. Sie enthalten wie Früchte einen hohen Wasseranteil, zudem Spurenelemente, Vitamine, Ballaststoffe sowie sekundäre Pflanzenstoffe und sind gute Mineralstofflieferanten von Kalium, Kalzium, Magnesium und Eisen. Gemüse, besonders sein Kohlenhydratanteil, ist die Energiequelle und gibt uns schon fast alles, was wir brauchen. Die Vielfalt an Gerichten, die man aus Gemüse zaubern kann, ist schier unendlich. Ich esse zum Beispiel leidenschaftlich gerne Gemüsecurrys, aber auch Aufläufe und Gemüse aus dem Backofen. Gemüsesuppen sind sehr zu empfehlen, weil sie gut verdaulich sind, vor allem auch für Kinder, die wenig kauen. Denken Sie an Risotto, an Eintöpfe und suchen Sie nach Alternativen zum Supermarkt, sodass Sie mit hochwertigen Ausgangsprodukten starten können und nicht immer das Gleiche kaufen müssen.

Was zählt eigentlich zu Gemüse?
Mehr oder weniger alles, was nicht Obst oder Getreide ist. Bei der Kategorisierung der unzähligen Gemüsesorten gibt es unterschiedliche

Möglichkeiten. Eine mögliche Gliederung erfolgt nach der Verwendung in der Küche:

- **Blattgemüse:** zum Beispiel Spinat oder Salat
- **Blütengemüse:** zum Beispiel Zucchini oder Artischocke
- **Fruchtgemüse:** zum Beispiel Gurke oder Kürbis
- **Gemüsehülsenfrüchte:** zum Beispiel Erbsen
- **Kohlgemüse:** zum Beispiel Weißkohl bzw. Weißkraut
- **Wurzel- und Knollengemüse:** zum Beispiel Rote Bete bzw. Rübe, Möhren bzw. Karotten oder Sellerie
- **Zwiebelgemüse:** zum Beispiel Zwiebel oder Knoblauch

Im Folgenden möchte ich nun einige für mich besonders wertvolle Gemüsearten vorstellen:

Gurken

Eliminieren Hitze und wirken darmreinigend

Gurken enthalten das Enzym Erepsin, das durch Eiweißspaltung die Verdauung erleichtert und Parasiten im Darm abtöten kann. Aufgrund ihrer entgiftenden Wirkung werden Gurken gerne bei Fastenkuren verwendet. Gurken sind bitter und kühl, wirken Trockenheit der Lunge entgegen und helfen bei Entzündungen der Magenschleimhaut sowie der Nieren und der Blase.

Anwendung: Ich empfehle Feldgurken aus dem Bauernladen. Die glatten Gurken aus dem Supermarkt sind mehr oder weniger Wasser mit etwas Geschmack. All jenen, die Gurken schlecht verdauen, rate ich, sie zu schälen, klein zu schaben, einzusalzen und 15 Minuten stehen zu lassen. Danach in einem Sieb zu spülen, auszudrücken und mit einer Marinade als Salat anzurichten. Dille ist eine gute Verdauungsunterstützung, auch Hefeflocken und Pfeffer sind möglich.

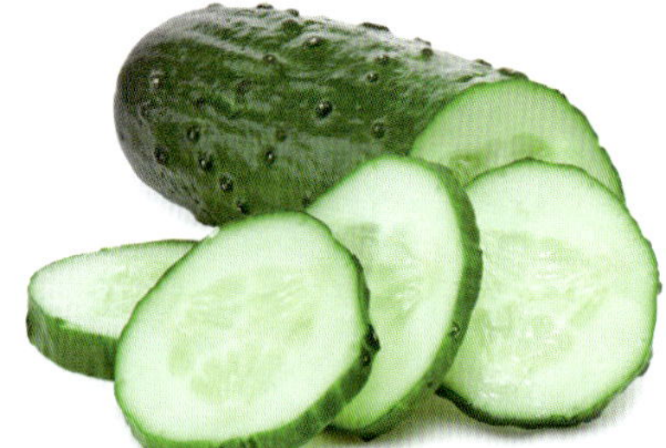

Kohlgemüse

Heilende Wirkung bei Magenschleimhautentzündungen und entzündlichen Darmerkrankungen sowie gut für den Kohlenhydratstoffwechsel

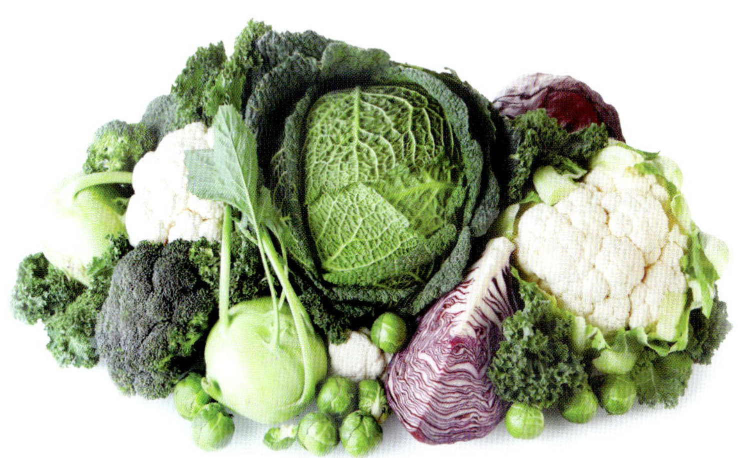

Dazu zählen Kohl (Wirsing), Grünkohl, Chinakohl, Weißkohl bzw. Weißkraut, Rotkraut, Brokkoli, Blumenkohl bzw. Karfiol, Kohlsprossen bzw. Rosenkohl, Herbstrübe und Kohlrabi. Kohlgemüse gehört zur Familie der Kreuzblütler, denen eine krebshemmende Wirkung nachgesagt wird – vor allem bei Brust- und Blasenkrebs. Durch den Konsum von zwei bis drei Portionen Kreuzblütlern pro Woche soll das Risiko, an diesen beiden Krebsarten zu erkranken, um 40 Prozent gesenkt werden können. Dafür verantwortlich sind die hohen Anteile der sekundären Pflanzenstoffe wie etwa der Polyphenole und Glucosinolate. Kohl ist ein Nahrungsmittel mit dem Funktionskreisbezug Lunge, Magen und Gedärme, zudem wird Hitze und Schleim ausgeleitet und Feuer reduziert. Ein ideales Nahrungsmittel für Menschen mit Magenbeschwerden, RaucherInnen und eben zur Krebsprophylaxe.

Anwendung: Alle Kohlsorten sollten am besten gedämpft, kurz gebraten oder je nach Sorte roh verzehrt und vor allem gut gekaut werden. Häufig wird Kohl nicht gut vertragen, da er Blähungen und Gase verursacht, besonders bei Menschen mit einer geschädigten Darmflora oder dann, wenn Sie von einer ballaststoffarmen Ernährung zu Kohl und Gemüse umsteigen. Ihr Darm muss sich erst an die ballaststoffreiche Kost gewöhnen, also beginnen Sie mit kleinen Mengen und kauen Sie sehr gut. Von Tag zu Tag, von Woche zu Woche können Sie die Ballaststoffzufuhr dann langsam steigern. Ihr Darm wird sich regenerieren und es Ihnen danken. Sie werden sich deutlich wohler fühlen. Als Anregung finden Sie nachstehend ein Rezept zum Ausprobieren.

Geschmorter Spitzkohl bzw. Spitzkraut

1. 2 Knoblauchzehen schälen und platt drücken.
2. Ein Spitzkraut der Länge nach in zwei oder drei dicke Spalten schneiden.
3. 2 Tomaten vierteln.
4. Alles in eine Kasserolle legen.
5. Mit Thymian, Salz, Pfeffer, Kümmel, Gemüsesuppenwürze verfeinern und mit Olivenöl beträufeln.
6. Im Backofen weich garen.

Sie können dieses Gericht auch in der Pfanne zubereiten, indem Sie die Krauthälften mit Knoblauch in ganz heißem Öl an den Schnittflächen fast schwarz brutzeln, dann mit Gemüsesuppe und Gewürzen ablöschen und bei geringer Hitze weich garen.

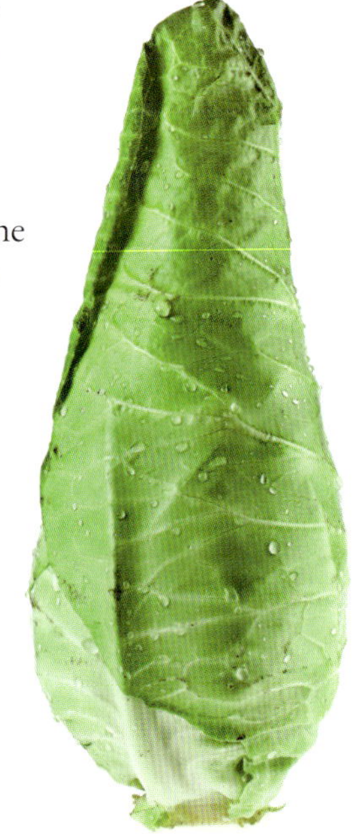

Weißkohl bzw. Weißkraut

Steigert Vitalität, Leistungsfähigkeit und Konzentrationsfähigkeit

Weißkohl bzw. Weißkraut hat einen großen Anteil an Ballaststoffen, Mangan, Zink, Selen und Wasser, es füllt den Magen und macht lange satt. Zudem hat es eine belebende Wirkung auf die Nerven und das Gehirn, hebt die Stimmungslage, macht widerstandsfähiger gegenüber Stress, stärkt das Immunsystem, regt die Blutbildung, das Zellwachstum wie auch die Zellatmung an und stimuliert die Haut- und Farbgebung von Haut und Haaren. Kraut kann ebenso zur Entspannung beitragen, nervenberuhigend und schlafstimulierend wirken. Es wird außerdem gerne beim Abnehmen verwendet, da es den Kohlenhydratstoffwechsel ankurbelt und gut sättigt, ohne dem Körper viele Brennstoffe zu servieren.

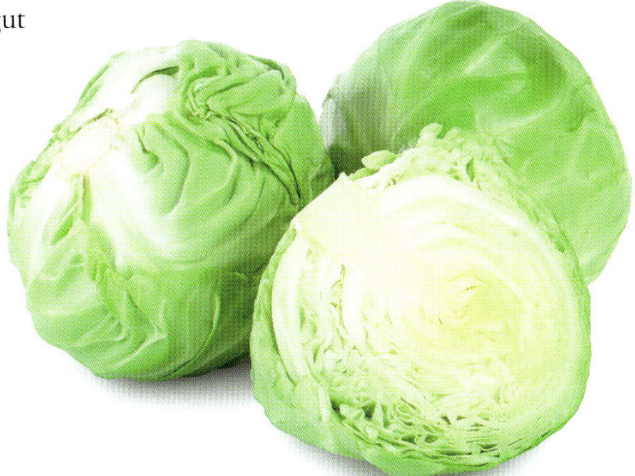

Kürbis

Gleicht Blutzuckerschwankungen aus

Butternuss, Hokkaido, Muskat usw. sind allzeit beliebte Kürbisarten und aufgrund ihres süßlichen Geschmacks gut mit anderen Gemüsearten kombinierbar sowie sehr beliebt bei Kindern. Eine gute Alternative zu Getreide und Kartoffeln. Sie enthalten zahlreiche Mineralstoffe wie Kalium und Eisen sowie Betacarotin und Vitamin A.

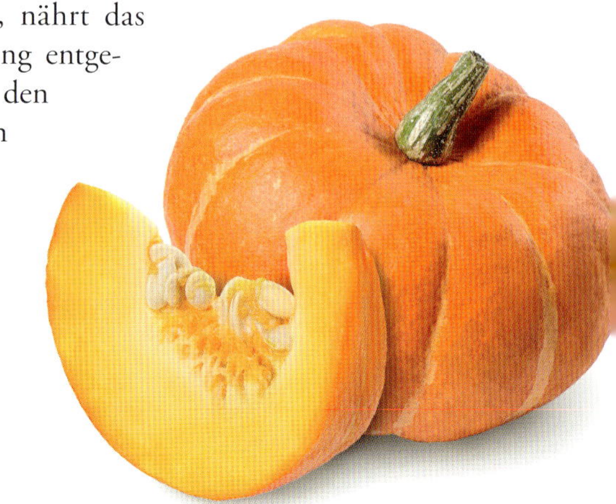

Kürbis stärkt unsere Mitte, nährt das Blut und wirkt Übersäuerung entgegen. Neben dem Fenchel, den Karotten, den Süßkartoffeln und dem Zwiebelgemüse gehört der Kürbis zu den (von sich aus) thermisch erwärmenden Gemüsearten, was eine Seltenheit ist. Im Allgemeinen ist Gemüse eher neutral bis kühlend.

Anwendung: Hokkaido als Kürbissuppe mit heimischen Gewürzen, Kren bzw. Meerrettich und Kernöl oder indisch mit Curry, Kurkuma, Ingwer, Chili und Kokosmilch kommt bei uns oft auf den Tisch. Er lässt sich auch gut mit roten Linsen zu einem Curry verarbeiten. Mit grünem Salat und Vollkornreis sowie einem Kräuterpesto serviert, ist es eine perfekte Mahlzeit.

Möhren bzw. Karotten

Kräftigen die Schleimhäute im Körper

Karotten sind reich an Betacarotin, das unser Körper in Vitamin A (essenziell für das Hell-Dunkel-Sehen) umwandelt, am Spurenelement Selen, das zur Stärkung unseres Immunsystems sehr wichtig ist, und an Antioxidantien, die für die Abwehr von freien Radikalen sorgen. Haben wir zu viele freie Radikale in unserem Organismus, kann dies zu oxidativem Stress und in weiterer Folge zu Krankheiten wie

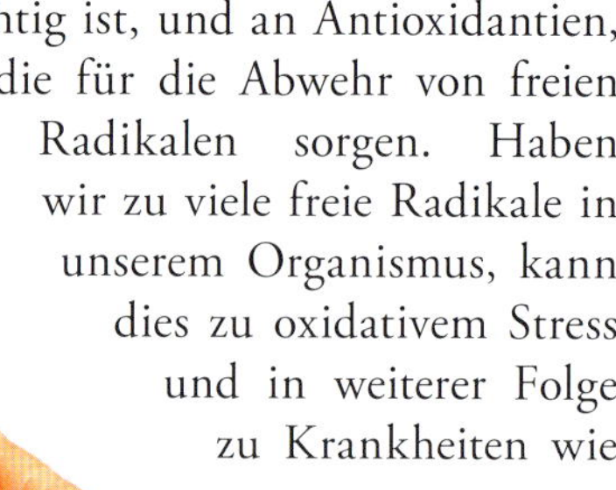

Arteriosklerose, Herz-Kreislauf-Erkrankungen, Arthritis, Schlaganfall, Alzheimer oder Krebserkrankungen führen. Möhren sind thermisch neutral, bauen Blut auf, stärken die Milz (bei Blähungen und Verdauungsstörungen), verbessern die Sicht (zum Beispiel Nachtblindheit) sowie die Milchbildung bei stillenden Frauen.

Anwendung: in Suppen, Eintöpfen und als Salat. In der orientalischen Küche gibt es zahlreiche einfache Rezepte mit Karotten wie zum Beispiel Mohrrüben-Bagari (Bagari Zardak): ein süßes Gericht mit gedünsteten jungen Möhren, Kichererbsen, getrockneten Pflaumen, einer Zwiebel, Zitronensaft, Ahornsirup, Kardamom und Koriander.

Paprika und Chili

Helfen bei Gefäßerkrankungen

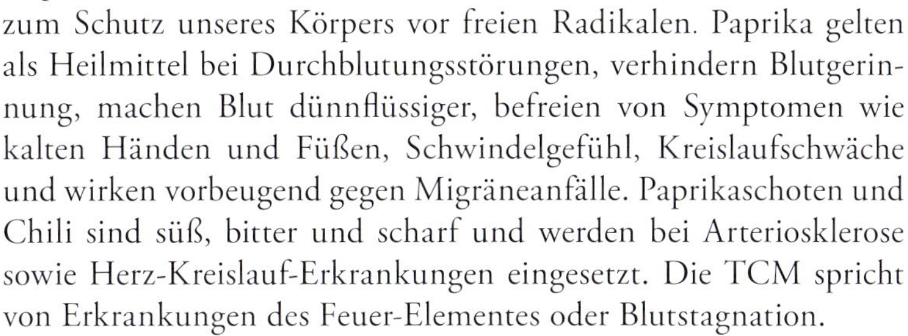

Die rote Paprika hat mit Abstand den höchsten Vitamin-C-Gehalt. Ihr wichtigster Wirkstoff ist der sekundäre Pflanzenstoff Capsaicin, ein Antioxidans zum Schutz unseres Körpers vor freien Radikalen. Paprika gelten als Heilmittel bei Durchblutungsstörungen, verhindern Blutgerinnung, machen Blut dünnflüssiger, befreien von Symptomen wie kalten Händen und Füßen, Schwindelgefühl, Kreislaufschwäche und wirken vorbeugend gegen Migräneanfälle. Paprikaschoten und Chili sind süß, bitter und scharf und werden bei Arteriosklerose sowie Herz-Kreislauf-Erkrankungen eingesetzt. Die TCM spricht von Erkrankungen des Feuer-Elementes oder Blutstagnation.

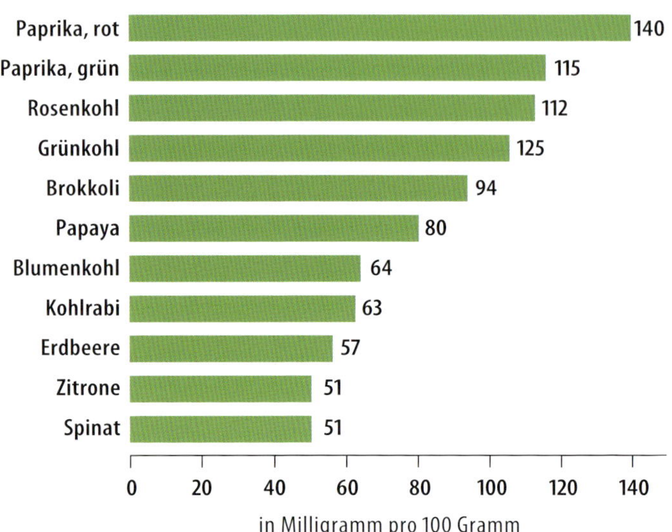

Rote Bete bzw. Rote Rübe

Stärkt das rote Blutbild

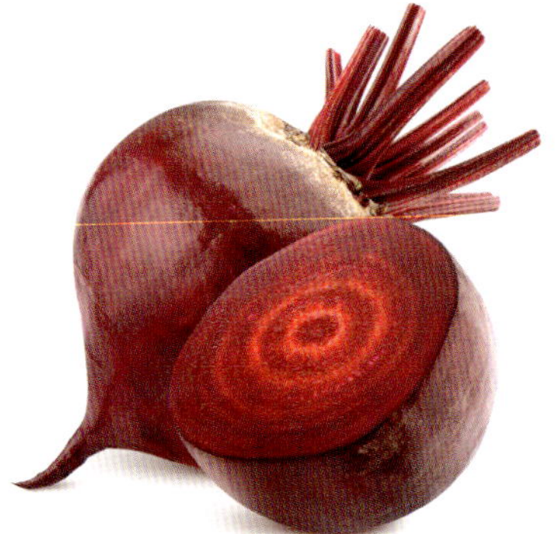

Rote Rüben sind reich an Silizium, B-Vitaminen und Folsäure. Letztere aktiviert den Energiespender Methionin (eine schwefelhaltige Aminosäure) und kräftigt Haut, Bindegewebe, Gefäßwände und Knochen. Rote Rüben entgiften außerdem das Gehirn von Metallen wie Aluminium und sind ein Muss für Menschen mit Eisenmangel und Blutarmut. Sie sind thermisch neutral, wirken beruhigend und helfen bei trockener Verstopfung.

Anwendung: Sehr bekannt ist das aus Russland stammende Gericht Borschtsch, ein Eintopf mit Roter Bete, Weißkraut bzw. Weißkohl, Kren bzw. Meerrettich, Kümmel und Kräutern. Ich gebe auch immer Ingwer dazu, der gehört für mich einfach in dieses Gericht. Statt Rindfleisch können Sie Sojaschnetzel oder Tofu verwenden. Als Gewürze passen zum Beispiel Koriander, Dille, Petersilie und Schnittlauch. Ich mag Rote Rüben ebenfalls sehr gerne frisch und roh als Salat. Einfach schälen, fein raspeln und gut mit Kräutern und Zitrone marinieren.

Sellerie

Hilft bei Entzündungen der Harnwege

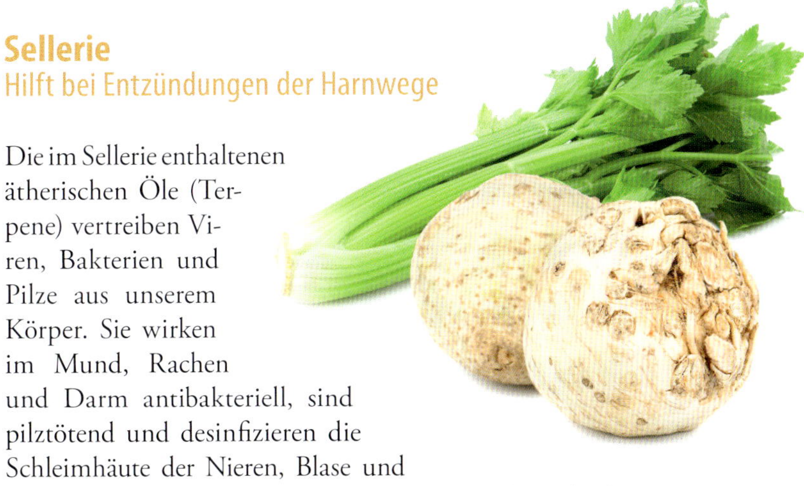

Die im Sellerie enthaltenen ätherischen Öle (Terpene) vertreiben Viren, Bakterien und Pilze aus unserem Körper. Sie wirken im Mund, Rachen und Darm antibakteriell, sind pilztötend und desinfizieren die Schleimhäute der Nieren, Blase und Harnleiter. Des Weiteren hilft Sellerie bei Beschwerden beim Wasserlassen und beugt einem Bakterienbefall der Harnwege vor. Sellerie ist kühl und leitet die Nieren sowie die Blase aus. Stangensellerie kühlt die Leber und den Magen, hat eine wohltuende Wirkung bei Augenentzündungen, Gesichtsrötung, Aphthen, Gastritis und wirkt dem Heißhungergefühl aus der Magen-Hitze entgegen.

Anwendung: in Suppen und Saucen, als Selleriesalat mit Nüssen. Und warum nicht auch einmal ein Sellerieschnitzel zubereiten?

Zwiebelgemüse

Hilft bei Verdauungsstörungen, Atemwegserkrankungen und allgemeinen Schwächezuständen

Die Zwiebelgemüsesorten Zwiebel, Knoblauch, Lauch bzw. Porree, Schalotte und Jungzwiebel desinfizieren den Darm, haben eine positive Wirkung bei Diabetes und Infektionen aller Art und spielen bei der Vorbeugung von Krebsarten des Verdauungssystems eine große Rolle, insbesondere von Speiseröhren-, Magen- und Dickdarmkrebs. Lauch wärmt die Lunge und die Nieren, hilft beim Ausscheiden von Wasseransammlungen sowie von Schleim aus der Lunge und den Atemorganen. Zwiebel- und Lauchsuppen helfen hier besonders. In der Kloster-Tradition waren die Zwiebel- und Knoblaucharten eher verpönt, da sie das Yang tonisieren und somit eine unerwünschte „stimulierende Kraft" besitzen.

Anwendung: Durch das Zerdrücken, Schneiden oder Kauen einer Zwiebel werden Moleküle freigesetzt, die das Wachstum von Krebszellen verlangsamen. Die meisten krebshemmenden Wirkstoffe finden sich in frisch zerdrücktem Knoblauch. Zwiebel, Lauch und Knoblauch sollten in kleinen Mengen roh (zum Beispiel in einem Reissalat) und häufiger in gekochter Form gegessen werden. Oft genügt es auch, Zwiebel oder Knoblauch als Ganzes mitzukochen, ohne das Zwiebelgemüse später zu essen.

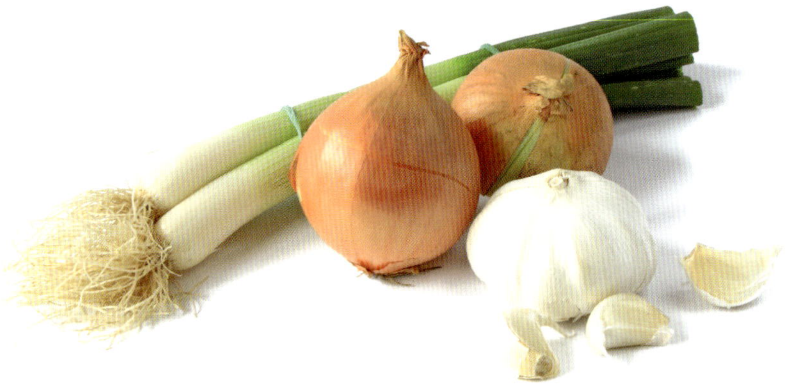

Obst

Früchte bestehen überwiegend aus Wasser und enthalten viel Fructose, wichtige Vitamine, Ballaststoffe, organische Säuren und Mineralstoffe. Obst wird zwar in den Supermärkten ganzjährig angeboten, es entspricht aber nicht der Qualität, die wir für unsere Gesundheit benötigen. Abgesehen von den langen Transportwegen und Kühlketten, die das Klima beinträchtigen, werden Früchte überzüchtet, unreif geerntet und gnadenlos mit Pestiziden besprüht. Obst zeigt das Bild unserer materialistischen Gesellschaft recht gut. Es glänzt, es ist farblich top, es ist rund und stylish, aber es stecken nur mehr wenig wertvolle Inhaltsstoffe darin.
Eine Alternative ist Wildobst. Aber wer kennt noch die Kornelkirsche (= Dirndl), die Berberitze, den Sanddorn, die Mispel oder die Schlehe? Sie sind allesamt in Vergessenheit geraten. Selbst bei heimischen Früchten wie Äpfeln, Birnen und Trauben kommen immer dieselben Sorten auf den Markt, obwohl es davon Hunderte gibt. Dabei sind seltene Sorten und Wildobst gegenüber Krankheiten und Schädlingen wesentlich robuster und zudem ökologisch wertvoll. Wie Wildkräuter besitzen Wildfrüchte weit höhere gesunde Inhaltsstoffe und müssen weniger oder gar nicht gespritzt werden.

Apfel

Beruhigt und säubert den Magen

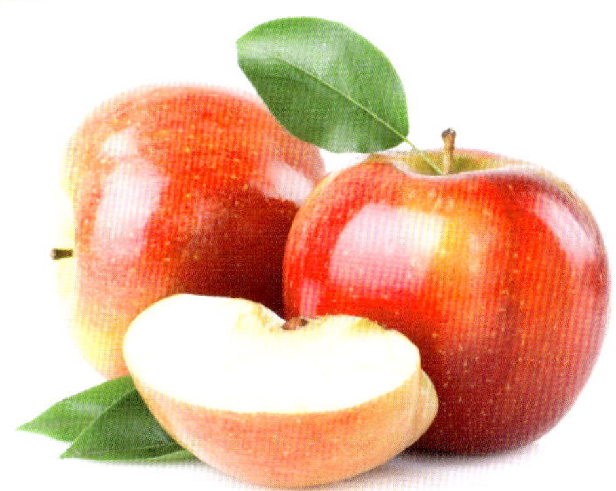

Äpfel sind durstlöschend, lösen Schleim aus den Atemwegen, befeuchten die Lunge, können den Cholesterinwert senken und rheumatischen Beschwerden vorbeugen. Sie werden außerdem bei vielen Krankheiten in der Therapie und Prophylaxe eingesetzt: Dickdarmkrebs, Gicht, Ödeme, Bauchwassersucht, Galleneindickung, Gallensteine, Gefäßkrankheiten, Herzerkrankungen usw. Besonders bei Magen-Darm-Erkrankungen wie Gastroenteritis, chronischen Darmerkrankungen (Colitis ulcerosa, Morbus Crohn) oder Gastritis ist der rohe Apfel ein natürliches Heilmittel. Äpfel sind kühlend, erfrischend und schmecken meist süß und sauer. Die Wirkung des Apfels erreicht Lunge, Milz und Magen, die Gedärme und die Gallenblase.

Aprikose bzw. Marille

Stärkt das Immunsystem

Marillen besitzen wichtige Vitamine wie Provitamin A und B-Vitamine und Mineralien wie Kalium, Phosphor, Kalzium, Magnesium, Natrium und Eisen. Vor allem die Carotine sollen Krebs und Tumorbildung vorbeugen. Eine besondere Heilkraft spricht man hier den Aprikosenkernen zu: Das enthaltene Amygdalin (Blausäureverbindung) soll gegen Krebszellen vorgehen. Diese Wirkung konnte jedoch nicht bestätigt werden, es gibt dazu kontroverse Meinungen. Die Marille schützt zudem die Haut vor UV-Strahlen und verhindert eine Verkalkung der Arterien. Auch bei Blutmangel, Müdigkeit, trockener Haut, Asthma und Verstopfung ist die Frucht gut geeignet. Aprikosen sind süß-sauer und arbeiten im Funktionskreis Leber, Lunge, Darm. Sie tonisieren das Blut, transformieren Schleim und lösen Verhärtungen auf, wirken leicht abführend und befeuchtend.

Anwendung: Marillen schmecken oft noch besser und intensiver in getrocknetem Zustand und sind in dieser Form beim Wandern oder Sport sehr beliebt.

Heidelbeere bzw. Blaubeere

Wirkt der Zellalterung entgegen und setzt den Zuckergehalt des Blutes herab

Heidelbeeren sind ein natürliches Anti-Aging-Mittel. Die für ihr schönes Blau verantwortlichen Anthocyane fangen die freien Radikale ab, neutralisieren sie und verlangsamen dadurch den Alterungsprozess der Haut. Zusätzlich stärken die Antioxidantien Vitamin C und E das Immunsystem. Enthaltene Gerbstoffe (vor allem in getrockneten Früchten) helfen bei Durchfall, fördern den Heilungsprozess von Schleimhautentzündungen und verhindern die Vermehrung von Bakterien. Blaubeeren stärken das Gefäßsystem und beugen Krebs und Arteriosklerose vor. Die Volksmedizin setzt die Heidelbeere bei folgenden Krankheiten ein: Nachtblindheit, Anämie, Erbrechen, Durchfall, Harnwegsinfekte, Mundschleimhautentzündungen, Rachenentzündungen, Venenentzündungen, Krampfadern, Askaridiasis und Makuladegeneration. Die Blätter enthalten das pflanzliche Hormon Glukokinin, das den Zuckergehalt des Blutes herabsetzt, sie werden als Tee getrunken. Die Heidelbeere wirkt auf den Körper kühlend bis neutral, feuchtigkeitsausleitend, gleichzeitig Blut, Yin und Qi tonisierend und erreicht die Leber, die Gefäße, die Bänder und Sehnen, die Nieren und Gedärme.

Holunderbeeren

Wirken blutreinigend und blutaufbauend

Die Holunderbeeren steigern dank ihres hohen Vitamin-C-Gehalts die Abwehrkräfte und werden bei Verstopfung, zur vermehrten Harnausscheidung und als schweißtreibendes Mittel bei beginnenden Erkältungserkrankungen (meist aus Blütentee) eingesetzt. In der Volksmedizin kommt bei trockenem Husten, Heiserkeit, einer Lungenentzündung, vorbeugend bei Lungenerkrankungen, bei Schlaflosigkeit, Blut- und Energiemangel, Immunschwäche sowie rheumatischen Gelenksschmerzen ein Saft aus Holunderbeeren zur Anwendung. Konzentrierte Extrakte weisen im Gegensatz zu wässrigen Extrakten einen bis fast zwanzigfachen Anteil der wirksamen Flavonoide und Anthocyane auf, was zu einer deutlich besseren entzündungshemmenden, antibakteriellen und antiviralen Wirkung führt. Zusätzlich werden Zellen vor Zellgiften – wie freien Radikalen – geschützt und Gefäßwände gestärkt. Die TCM klassifiziert sie als kühl, süß, bitter, sauer im Funktionskreis Lunge, Milz, Nieren und Darm. Holunder tonisiert das Lungen-Yin, transformiert Schleim und nährt das Blut.

Anwendung: Roh sollte man die Beeren nicht essen, da sie zu Übelkeit und Durchfall führen können. Stattdessen wird aus ihnen Saft, Gelee und Tee zubereitet.

Kiwi

Gut bei Gelbsucht, Rachenentzündung, Gastritis und dient zur besseren Verwertung von Mineralien

Diese beliebte Frucht, die inzwischen auch in Europa angebaut wird, kann mit vielen gesunden Inhaltsstoffen aufwarten. Die wichtigsten sind Vitamin C, Vitamin K, Magnesium, Kalium, Antioxidantien zum Schutz vor freien Radikalen, die Carotinoide Lutein und Zeaxanthin zum Schutz der Augen vor Strahlungen sowie der sekundäre Pflanzenstoff Kaffeesäure mit einem Anti-Tumor-Effekt auf Krebszellen etwa im Magen, Darm, in der Gebärmutter und der Prostata. Kiwis helfen außerdem gegen Schlaflosigkeit, Verstopfung

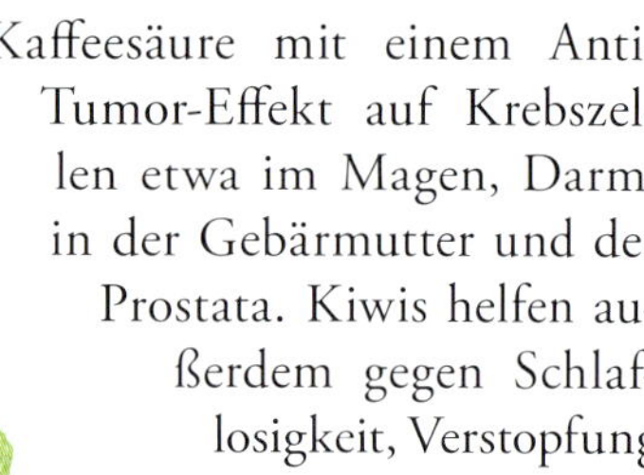

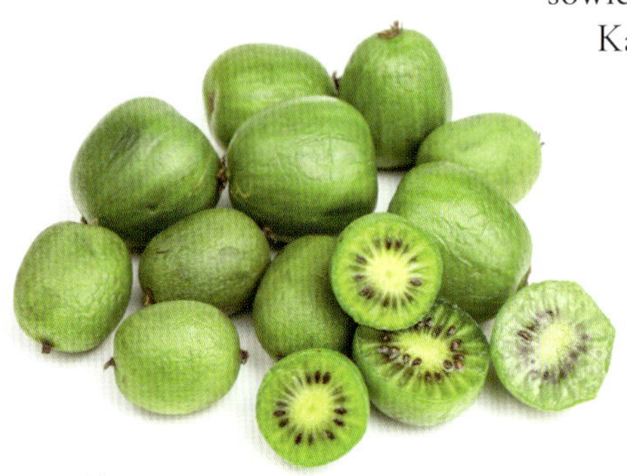

sowie depressive Verstimmungen, bringen den Hormonhaushalt ins Gleichgewicht und verbessern die Eisenaufnahme. Sie haben eine Wirkung auf Magen und Blase, helfen bei Schmerzen im Oberbauch, Übelkeit, Nahrungsstagnation (Eiweiß-Verdauungsschwäche), Appetitlosigkeit, feuchter Hitze und wirken antitoxisch.

Mango

Verbessert das Hautbild und fördert die Zellerneuerung

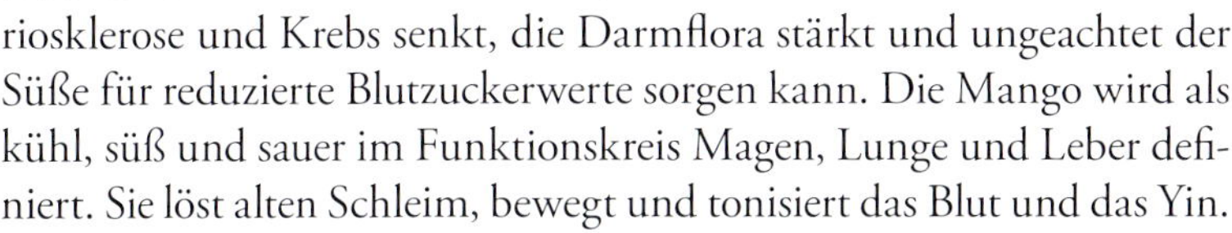

Trotz ihres hohen Fruchtzuckergehalts zählt die Mango dank ihrer Vitamine, Mineralstoffe und sekundären Pflanzenstoffe wie Betacarotin zu einem besonders gesunden Obst, welches das Risiko für Alzheimer, Arteriosklerose und Krebs senkt, die Darmflora stärkt und ungeachtet der Süße für reduzierte Blutzuckerwerte sorgen kann. Die Mango wird als kühl, süß und sauer im Funktionskreis Magen, Lunge und Leber definiert. Sie löst alten Schleim, bewegt und tonisiert das Blut und das Yin.

Anwendung: Die süßen, exotischen Früchte schmecken roh als kleiner Zwischensnack, aber auch verarbeitet in Desserts, indischen Gerichten, Salaten, Marmeladen und Säften.

Quitte

Hilft beim Entgiften, vorbeugend bei Krebs, Allergien, Diabetes und Lebererkrankungen

In der Volksmedizin wurde die Quitte bei Schleimhautentzündungen im Hals, Darm sowie bei Colitis ulcerosa und bei Harnblasenentzündungen angewendet. Neben Vitamin C für die Unterstützung unseres Immunsystems weist die Quitte auch antioxidativ wirksame

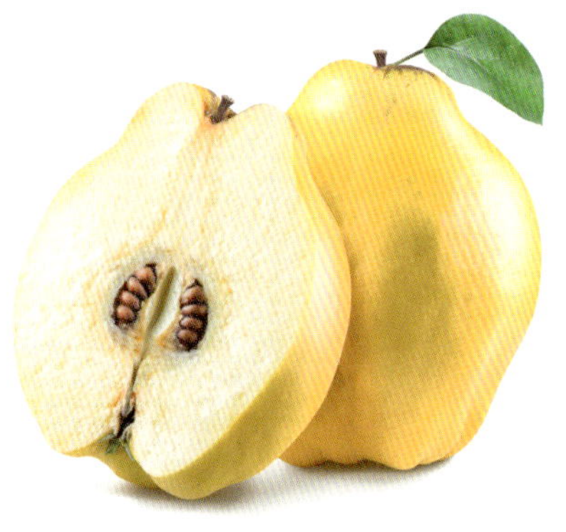

Flavonoide, die freie Radikale abwehren, sowie Quercetin auf, das besonders bei Entzündungen und Allergien unterstützend wirken und Gicht sowie Herz-Kreislauf-Erkrankungen vorbeugen kann. Quitten eignen sich hervorragend, um Hitze, Feuer und Toxine aus dem Körper auszuleiten. Sie entgiften Schwermetalle wie Blei, Quecksilber und sogar Radioaktivität. Falls Sie in einem Haus mit Bleirohren leben, wäre eine regelmäßige Quittenkur anzudenken. Die Quitte ist kühl, adstringierend in Magen, Darm und Lunge und wird bei Magenbeschwerden, Trockenheit der Schleimhäute und beim Ausleiten von Toxinen angewendet.

Anwendung: Heimische Quitten sind roh ungenießbar, aber als Kompott, Marmelade, Mus oder in einem Eintopf mit Linsen, Kürbis und Paprika ein Gedicht. Möchte man Quitten roh essen, so muss man auf Sorten aus der Türkei oder Mittelasien zurückgreifen.

Schlehe bzw. Schlehdorn

Gut bei Magen- oder Darmgeschwüren, Fieber, Erschöpfungszuständen

Diese inzwischen in Vergessenheit geratenen Früchte waren früher, vor allem im Winter, ein wichtiger Vitamin- und Ballaststoff-Lieferant, da die schwarzen Beeren erst nach den ersten Nachtfrösten weich und süß und somit genießbar werden. Schlehen stärken dank viel Vitamin C und Flavonoiden das Immunsystem. Zudem verleihen ihnen die enthaltenen Gerbstoffe eine entzündungshemmende Wirkung. Traditionell wurden sie bei Blasenentzündung, Gicht, Halsschmerzen, Appetitmangel, Verdauungsschwäche, Erschöpfung, Ödemen und Rheuma eingesetzt.

Schlehenblüten wirken blutreinigend, gegen Frühjahrsmüdigkeit und Hautkrankheiten und schmecken besonders gut als Tee. Ihre Flavonoide und andere gefäßwirksame Wirkstoffe erleichtern das Schwitzen. Das Schweißtreiben mit Holunder-, Linden- oder Schlehenblüten ist die einfachste Maßnahme, um Fieber zu senken. Getrocknete Schlehenbeeren beruhigen die Mundschleimhaut und einen nervösen Magen. Die Schlehe wird als kalt und sauer in der Leber, Lunge, Darm und den Nieren definiert. Durch die Feuer reduzierenden Eigenschaften findet sie bei Entzündungen und Hitzezuständen im Magen-Darm-Lebertrakt Anwendung. Zudem stärkt die Schlehe die Nieren, sogar das Jing, und ist der Wirkung der asiatischen Gou-Qi-Zi-Beere ähnlich.

Anwendung: Hildegard von Bingen gibt in ihrem Werk „Physica" eine Anleitung zur Verwendung und Verarbeitung von Schlehen: „Und die Frucht des Schlehdorns, nämlich die Schlehen, süße mit Honig und iss sie oft auf diese Weise, dann wird die Gicht in dir weichen. Aber wer im Magen schwach ist, der brate Schlehen (...) oder er koche sie in Wasser und esse sie oft, dies führt den Unmut und den Schleim vom Magen ab. Und wenn er ihre Kerne mit isst, wird es ihm nicht schaden."[40] Die Früchte werden meist zu Marmelade, Sirup oder Saft verarbeitet. Für Gin-Liebhaber gibt es tolle Rezepte, entweder als Ansatz-Likör gleich mit Gin oder als Sirup-Add-on.

Schwarze Johannisbeere bzw. Schwarze Ribisel

Ist durchblutungsfördernd und entzündungshemmend

Schwarze Johannisbeeren sind reich an Säuren und Vitamin C (dreimal so viel Vitamin C wie in einer Zitrone), gut für die Immunabwehr und besitzen einen hohen Nährwert. Der große Anteil an Kalium (mehr als doppelt so viel wie in einem Apfel) wirkt entwässernd und blutdrucksenkend. Wie einigen Beerenarten wird auch ihnen eine krebsvorbeugende Wirkung nachgesagt. In der Naturheilkunde werden sie bei Rheuma, Harnbeschwerden, Sehschwäche und Gefäßerkrankungen eingesetzt. Die getrockneten Blätter der Schwarzen Johannisbeere eignen sich zur Teezubereitung: beispielsweise bei Harnwegsinfekten oder kleinen Nierensteinen (Nierengrieß) sowie bei rheumatischen Gelenkschmerzen. In der TCM wird der Beere eine therapeutische Wirkung auf Lunge, Niere und Leber nachgesagt. Sie ist thermisch kühlend, im Geschmack sauer, süß und bitter. Traditionell sind die getrockneten Beeren Bestandteil von Kräutermischungen gegen trockenen Husten, Halsschmerzen, zur Stärkung des Immunsystems, bei Anämie und trockener Leber. Damit wird das Qi der Mitte gestärkt, etwa bei Appetitlosigkeit aufgrund von Burn-out, Diabetes Typ 2 und Rekonvaleszenz bis zur Nachbehandlung von Hepatitis.

Getreide, Pseudogetreide, Hülsenfrüchte, Nüsse und Samen

Pflanzliche Nahrungsmittel enthalten beachtliche Mengen an Eiweiß. Kürbiskerne, Hanfsamen und Erdnüsse bilden nur die Spitze der Proteinlieferanten, wie nachstehende Tabelle verdeutlicht. Was viele nicht wissen, ist, dass vor allem Hülsenfrüchte und Vollkorngetreide durch ihren geringeren Fettanteil und Kaloriengehalt zu den besten verwertbaren Proteinquellen zählen.

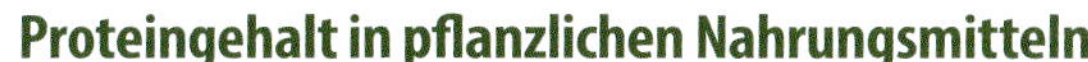

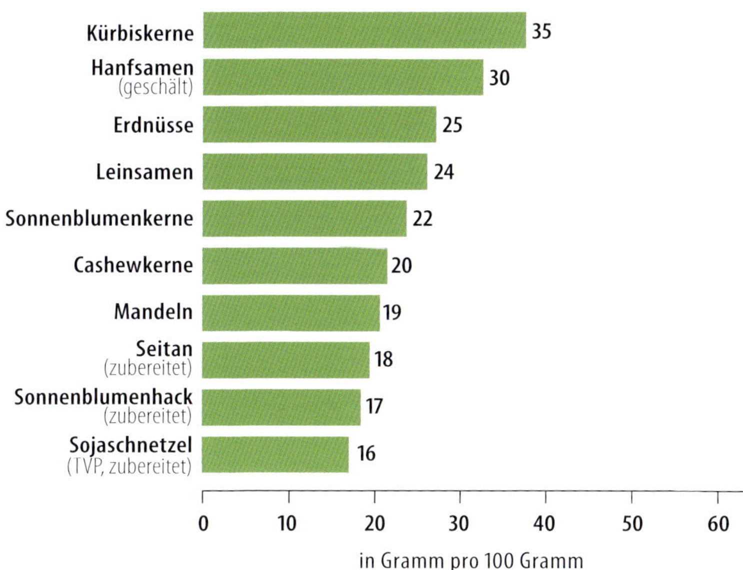

Hülsenfrüchte wie Bohnen, Erbsen, Kichererbsen, Linsen, Sojabohnen, Lupine, auch Erdnüsse gehören dazu, haben ein ausgezeichnetes Nährstoffprofil, enthalten viel Eiweiß, reichlich Ballaststoffe, wichtige Spurenelemente wie Eisen, Kupfer, Zink sowie wertvolle Vitamine und Mineralstoffe. Gelbe Linsen weisen darüber hinaus auch einen hohen Anteil an B-Vitaminen und Kalium auf. B-Vitamine sind besonders wichtig für die Umwandlung von Nahrung in Energie. Kalium sorgt für geschmeidige Muskelkontraktionen, was für sportlich aktive Personen ideal ist. Aufgrund ihres hohen Proteinanteils sollten Hülsenfrüchte bei VeganerInnen und VegetarierInnen regelmäßig auf dem Speiseplan stehen, sie müssen jedoch wegen fehlender Aminosäuren mit etwas Getreide kombiniert werden. Denn Hülsenfrüchte besitzen wenig der unentbehrlichen

Aminosäure Methionin, dafür sind sie reich an der Aminosäure Lysin. Bei vielen Getreidesorten ist es genau umgekehrt, somit ergänzen sich die beiden Lebensmittelgruppen ideal. In den traditionellen Küchen wird und wurde das schon immer praktiziert: Mais und Bohnen, Reis und Linsencurry oder Hirse mit Kichererbsen.

Anwendung: Einige Menschen verzichten auf Hülsenfrüchte, weil sie Blähungen verursachen können. Doch bei der richtigen Zubereitung sollte das nicht der Fall sein. Wenn Sie Hülsenfrüchte frisch verwenden, dann waschen Sie diese vor dem Kochen einige Minuten mit lauwarmem Wasser ab. Auch eingeweichte Bohnen, Linsen oder Kichererbsen immer gut abspülen. Geben Sie außerdem Algen oder ein Lorbeerblatt, Bohnenkraut, Kümmel, Koriander in das Kochwasser, so können Sie die Verdaulichkeit verbessern.

Nun möchte ich Ihnen folgende ausgewählte pflanzliche Eiweißspender, die für mich Teil einer gesunden Ernährung sind, etwas näherbringen.

- **Getreide (G):** Hafer, Hirse, Naturreis
- **Pseudogetreide (PG):** Amaranth, Buchweizen, Quinoa
- **Hülsenfrüchte und Sprossen (H):** Bohnen, Kichererbsen, Linsen, Lupinen, Sprossen und Keimlinge
- **Nüsse (N):** Cashewkerne*, Mandeln*, Walnüsse
- **Samen (S):** Flohsamenschalen, Hanfsamen, Kürbiskerne, Leinsamen, Sesam

* Anmerkung: Cashews und Mandeln werden von den meisten Menschen als Nüsse erachtet, weshalb sie zur leichteren Auffindbarkeit unter dieser Rubrik geführt werden, gehören jedoch aus botanischer Sicht zum Steinobst.

Amaranth (PG)

Für starke Knochen, speichert Energie, stärkt die Essenz

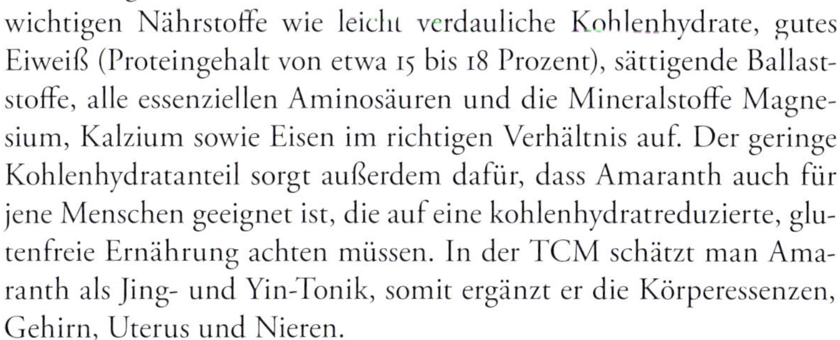

Das Korn der Inkas ist der optimale Bestandteil einer bewussten und ausgeglichenen Ernährung. Amaranth weist alle wichtigen Nährstoffe wie leicht verdauliche Kohlenhydrate, gutes Eiweiß (Proteingehalt von etwa 15 bis 18 Prozent), sättigende Ballaststoffe, alle essenziellen Aminosäuren und die Mineralstoffe Magnesium, Kalzium sowie Eisen im richtigen Verhältnis auf. Der geringe Kohlenhydratanteil sorgt außerdem dafür, dass Amaranth auch für jene Menschen geeignet ist, die auf eine kohlenhydratreduzierte, glutenfreie Ernährung achten müssen. In der TCM schätzt man Amaranth als Jing- und Yin-Tonik, somit ergänzt er die Körperessenzen, Gehirn, Uterus und Nieren.

Anwendung: Amaranth ist in der Küche vielseitig einsetzbar. Der leicht nussige Geschmack passt gut in Suppen, pikante wie süße Aufläufe oder Salate. Amaranth eignet sich auch als Zutat in Bratlingen oder als Beilage zu Gemüsegerichten. Gepuffter Amaranth kommt meist ins Müsli oder ins selbst gebackene Brot. Natürlich verwendet, sollten Sie ihn gründlich in einem feinen Sieb abspülen, damit er seine Bitterstoffe verliert.

Bohnen (H)

Wirken entgiftend, vorbeugend gegen Diabetes und sind gut für den Blutzuckerspiegel

Bohnen gehören zu den am stärksten sättigenden Nahrungsmitteln und sind in der Küche vielseitig einsetzbar. Sie beugen Diabetes Typ 2 vor, dienen der Krebsprophylaxe und lassen nach dem Essen den Blutzuckerspiegel langsamer und gleichmäßiger ansteigen. Mungobohnen besitzen zusätzlich entgiftende Eigenschaften,

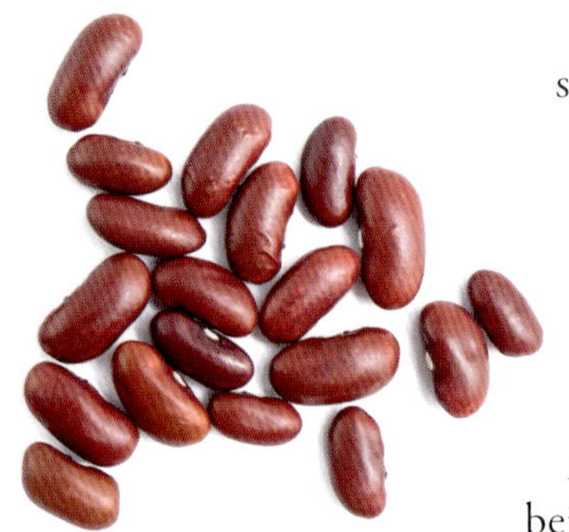

sogar bei Schwermetallbelastung oder einer Lebensmittelvergiftung.

Besonders empfehlenswert sind die roten **Azukibohnen**. Sie erweisen sich als eine optimale Proteinquelle, da ihre löslichen Ballaststoffe vom menschlichen Organismus leicht verwertet werden können. Azukibohnen leiten Feuchtigkeit aus, helfen bei Schwellungen, Ödemen und Harnwegsbeschwerden. Sie wirken auf den Darm entfeuchtend und entgiftend und werden sogar bei Vorstufen von Gelbsucht und rheumatischen Erkrankungen eingesetzt. Sie sind thermisch neutral, schmecken süß-säuerlich und besitzen einen Funktionskreisbezug zu Nieren, Darm, Milz, Herz und Leber.

Buchweizen (PG)

Gut für Venen und Gefäße, reguliert Blutzucker und Cholesterin, unterstützt die Leber

Auch wenn der Name darauf hindeuten mag, Buchweizen ist nicht mit dem Weizen verwandt, gehört also nicht zum Getreide, sondern zur Familie der Rhabarbergewächse. Somit ist er für eine glutenfreie Ernährung bestens geeignet. Er ist leicht verdaulich, aufgrund seiner regulierenden Wirkung auf den Blutzuckerspiegel das optimale Nahrungsmittel für Diabetiker, enthält acht essenzielle Aminosäuren, darunter das seltene Tryptophan in hohen Mengen, viel Vitamin E und B, Kalzium sowie vor allem Mangan und ist reich an Eiweiß. Buchweizen reinigt die Blutgefäße, fördert die Durchblutung und unterstützt durch seine entgiftende Eigenschaft den Heilungsprozess bei Hauterkrankungen wie Karbunkeln, Furunkeln, Skrofeln, Ekzemen oder Geschwüren. Menschen mit

Arterienverkalkung, Krampfadern, einer Venenschwäche, Hämorrhoiden oder Bluthochdruck können durch eine Buchweizen-Kur (in Form von Congees) eine Verbesserung ihrer Symptome erwarten. Buchweizen gehört zum Feuer-Element und hat eine Wirkung auf Milz, Dünndarm und Herz.

Anwendung: Über lange Zeit konsumiert, ist es ratsam, Buchweizen vor dem Kochen heiß abzuspülen. Dadurch wird der Farbstoff Fagopyrin ausgewaschen, welcher zu Hautreizungen führen kann.

Cashewkerne (N)

Die natürlichen Stimmungsaufheller, sie regulieren Cholesterin, Blutdruck und Nerven

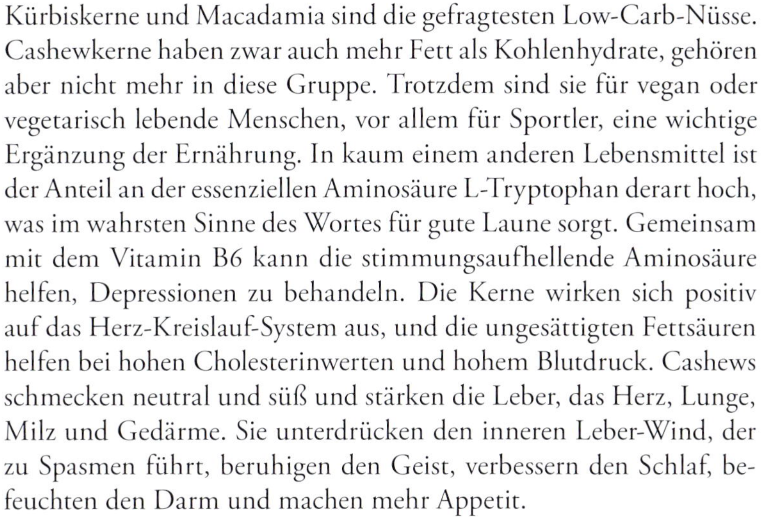

Auch wenn Cashews von den meisten Menschen als Nüsse erachtet werden, so handelt es sich aus botanischer Sicht um die Kerne der Cashew-Frucht und sie zählen zum Steinobst. Paranüsse, Pekannüsse, Kürbiskerne und Macadamia sind die gefragtesten Low-Carb-Nüsse. Cashewkerne haben zwar auch mehr Fett als Kohlenhydrate, gehören aber nicht mehr in diese Gruppe. Trotzdem sind sie für vegan oder vegetarisch lebende Menschen, vor allem für Sportler, eine wichtige Ergänzung der Ernährung. In kaum einem anderen Lebensmittel ist der Anteil an der essenziellen Aminosäure L-Tryptophan derart hoch, was im wahrsten Sinne des Wortes für gute Laune sorgt. Gemeinsam mit dem Vitamin B6 kann die stimmungsaufhellende Aminosäure helfen, Depressionen zu behandeln. Die Kerne wirken sich positiv auf das Herz-Kreislauf-System aus, und die ungesättigten Fettsäuren helfen bei hohen Cholesterinwerten und hohem Blutdruck. Cashews schmecken neutral und süß und stärken die Leber, das Herz, Lunge, Milz und Gedärme. Sie unterdrücken den inneren Leber-Wind, der zu Spasmen führt, beruhigen den Geist, verbessern den Schlaf, befeuchten den Darm und machen mehr Appetit.

Flohsamenschalen (S)
Sind unverzichtbar für die Darmflora

Diese Samenschalen verschiedener Wegericharten schmecken süßlich, enthalten besonders viele lösliche Ballaststoffe, regulieren dadurch den Magen-Darm-Trakt und verhindern Heißhungerattacken. Außerdem erzielen sie bei Menschen, die am Metabolischen Syndrom leiden, positive Wirkungen, das heißt, sie harmonisieren den Blutzuckerspiegel, helfen bei erhöhten Blutfetten bzw. hohem Cholesterinspiegel, Bluthochdruck und Übergewicht. Wie andere Ballaststoffe lösen die Flohsamenschalen ein gutes Sättigungsgefühl aus und werden nur langsam verdaut. Zusätzlich entziehen sie der eingenommenen Nahrung bei der Verdauung Fett und Zucker, die dadurch unverdaut ausgeschieden werden. In der Naturmedizin werden sie meist für die Therapie von entzündlichen Darmerkrankungen eingesetzt. Sie vertreiben Schleim und Trübheit, stärken die Wasserwege und leiten Urin aus. Flohsamenschalen sind süß-neutral und entfalten ihre Wirkung in Magen und Darm. Sie werden vor allem bei chronischen Darmerkrankungen (zum Beispiel Verstopfung, Reizdarm, Morbus Crohn, Magenschleimhautreizung, Gastritis, Magenschleimhautentzündung) empfohlen.

Hafer (G)
Wirkt gut gegen Schwäche und Energiemangel, ideal für ein langes Sättigungsgefühl, hilft bei Bluthochdruck, stärkt Herz und Darm

Hafer ist ein kraftvolles, stärkendes Getreide, weitaus nährstoffreicher als sämtliche anderen Sorten wie etwa Dinkel, Roggen oder Weizen und für glutensensitive Menschen besser bekömmlich. Nach Kürbiskernen, Leinsamen und Sesam ist Hafer ein sehr guter Eisenlieferant, enthält eine große Menge an Magnesium und Biotin. Eine gute Versorgung mit Biotin führt zu gesunder Haut, schönem Haar und festen Nägeln.

Hafer stärkt das Immunsystem, den Stoffwechsel und die Konzentration, stabilisiert den Blutzucker, leitet Nässe aus dem Körper und wirkt somit hohem Blutdruck sowie hohen Cholesterinwerten entgegen. Hafer wirkt wärmend und baut das Qi von Milz, Herz und Nieren auf.

Hanfsamen (S)

Wirken vorbeugend gegen Zellschäden, Krebs, Diabetes, Arthritis und chronische Entzündungen

Hanf ist als geschälte oder ganze Samen, Pulver oder Öl erhältlich und kann als wahres Power-Food bezeichnet werden. Das Hanfprotein enthält alle neun essenziellen Aminosäuren, zudem weist Hanf einen hohen Anteil an lebenswichtigen Nähr- und Vitalstoffen (Kalzium, Kalium, Magnesium, Schwefel, Eisen sowie die Vitamine A, B, C, D und E), an hochwertigen ausgewogenen Fetten, Antioxidantien, Ballaststoffen und basenbildendem Chlorophyll auf. Außerdem ist Hanf reich an Omega-3-Fettsäuren sowie der seltenen Omega-6-Fettsäure Gamma-Linolensäure. Hanfsamen wirken abführend, schmerzlindernd, tumorhemmend, gegen Krämpfe, erweitern die Gefäße, regen den Appetit an, senken den Blutdruck sowie die Körpertemperatur und verhindern Brechreiz. Sie befeuchten den Darm und werden oft bei Verstopfung durch eine Yin-Schwäche (im Alter) eingesetzt.

Anwendung: Haben Sie schon einmal Hanfmilch selbst gemacht? Wenn nicht, unbedingt probieren, hier ein Rezepttipp.

Zutaten für 2 Portionen:

300 ml Wasser
100 g geschälte Hanfsamen
2 TL Zitronensaft
1 Prise Kristallsalz
Kokosblütenzucker o. Ä.

Zubereitung:

Wasser und Hanfsamen in einen Mixer geben und drei Minuten mixen. Die Milch durch ein feines Sieb gießen. Anschließend in eine Glasflasche umfüllen und genießen. Hält sich maximal 2 Tage im Kühlschrank.

Hirse (G)

Gut für das Bindegewebe, Haare, Nägel, Blut, DiabetikerInnen und hilft gegen Übersäuerung

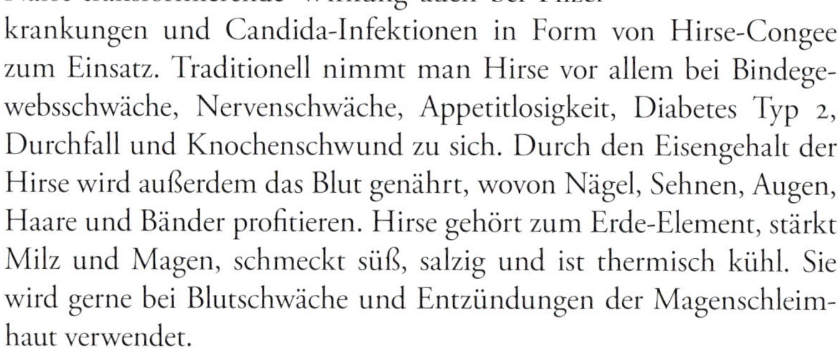

Hirse ist das mineralstoffreichste Getreide, glutenfrei, enthält viele B-Vitamine, Fluor, Schwefel, Magnesium, Kalium, sehr viel Eisen und Silizium, was sich positiv an Haut und Haaren bemerkbar macht. Sie zählt zu den guten Säurebildnern und kommt durch ihre Nässe-transformierende Wirkung auch bei Pilzerkrankungen und Candida-Infektionen in Form von Hirse-Congee zum Einsatz. Traditionell nimmt man Hirse vor allem bei Bindegewebsschwäche, Nervenschwäche, Appetitlosigkeit, Diabetes Typ 2, Durchfall und Knochenschwund zu sich. Durch den Eisengehalt der Hirse wird außerdem das Blut genährt, wovon Nägel, Sehnen, Augen, Haare und Bänder profitieren. Hirse gehört zum Erde-Element, stärkt Milz und Magen, schmeckt süß, salzig und ist thermisch kühl. Sie wird gerne bei Blutschwäche und Entzündungen der Magenschleimhaut verwendet.

Anwendung: Hirse sollte vor dem Kochen gut mit heißem Wasser abgespült werden.

Kichererbsen (H)

Gut für die Verdauung, das Herz-Kreislauf-System und den Blutzuckerspiegel, wirken vorbeugend gegen Diabetes

Die nahrhaften Kichererbsen sind eine wunderbare pflanzliche Proteinquelle. Eine Portion gekochte Kichererbsen (ca. 220 g) versorgt uns bereits mit 20 Gramm Protein. Reichlich Antioxidantien in Form von sekundären Pflanzenstoffen unterstützen den Körper bei der Abwehr von freien Radikalen und wirken krebsvorbeugend. Der hohe

Ballaststoffgehalt sorgt für die Gesundheit unserer Darmschleimhaut und mindert dadurch das Risiko für Dickdarmprobleme. Kichererbsen sind süß, thermisch neutral, stärken Milz, Leber, Nieren, Herz und Gedärme. Dank ihrer tonisierenden Eigenschaften von Herz- und Milz-Qi helfen sie bei Blutzuckerschwankungen und Herzrhythmusstörungen.

Anwendung: Kichererbsen sind eher schwer verträglich, wenn man sie nicht sachgemäß eingeweicht und gekocht hat. Zu Hummus verarbeitet sind sie für viele Menschen bekömmlicher.

Kürbiskerne (S)

Gut für die Prostata, gesunden Schlaf, das Herz sowie den Blutzuckerspiegel

Mit dem Verzehr von Kürbiskernen versorgen Sie Ihren Körper mit wichtigen Spurenelementen, Vitaminen und Mineralstoffen wie Eisen, Magnesium, Zink und Kupfer. Diese gesunde Proteinquelle ist wegen ihres hohen Eisengehalts besonders für Menschen empfehlenswert, die wenig Fleisch essen oder sich vegan ernähren. Hinzu kommt, je aktiver man ist, desto mehr Eisen muss mit der Nahrung aufgenommen werden. Kürbiskerne erhöhen darüber hinaus den Serotoninspiegel, wirken – zusammen mit Kohlenhydraten gegessen – schlaffördernd und antidepressiv, lähmen Parasiten im Körper und helfen bei einer Prostataschwellung, einer Reizblase und bei Urinstörungen. Die Kerne werden als neutral, süß, scharf, bitter in der Blase, den Nieren, der Milz, dem Darm und der Leber eingestuft. Sie leiten Nässe aus, fördern die Harnausscheidung, tonisieren und bewegen das Qi.

Eisengehalt in pflanzlichen Nahrungsmitteln

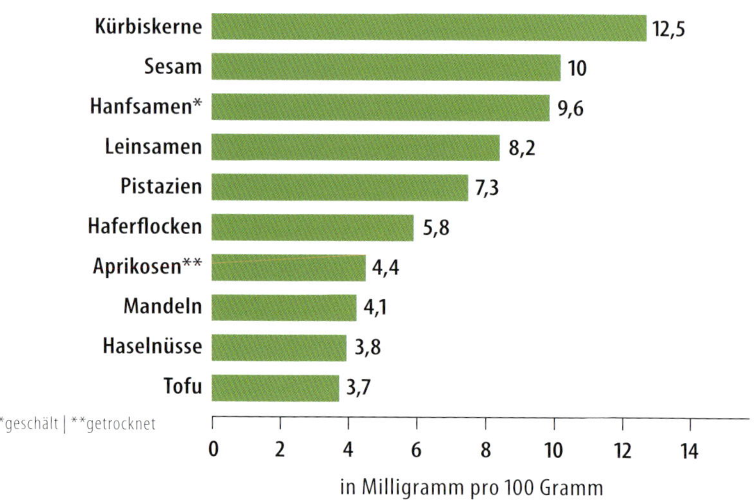

Leinsamen (S)

Dienen als Schleimhautschutz, helfen bei chronischer Darmentzündung wie Magen-Darm-Beschwerden, sind gut fürs Herz

Diese gehaltvollen Samen mit großem Nährwert sind vor allem reich an Omega-3-Fettsäuren, Ballaststoffen und den sekundären Pflanzenstoffen Lignanen. Sie fördern die Verdauung wie auch die Ausscheidung, sättigen gut, befeuchten und reinigen den Darm und können zusätzlich bei chronischen Darmentzündungen und Darmschleimhautschädigungen für eine Linderung sorgen. Der hohe Ballaststoffanteil von Leinsaat trägt auch zum Schutz vor anderen Darmerkrankungen sowie Darmkrebs bei. Leinsamen sollen ebenfalls das Brustkrebsrisiko senken. Sie sind thermisch neutral, ihr

Funktionskreis betrifft Darm, Magen, Nieren und Lunge, sie tonisieren das Yin und das Qi, befeuchten den Darm und eliminieren Hitze sowie Entzündungen im Magen-Darm-Trakt.

Linsen (H)

Sorgen für ein gesundes Nervensystem

Linsen sind reich an Kalium, Magnesium, Eisen, Zink sowie an B-Vitaminen, die vor allem für das Nervensystem eine elementare Rolle spielen. Ihr hoher Anteil an Folsäure macht sie zum idealen Lebensmittel für Schwangere. In der TCM werden sie für ihre Nieren stärkenden und Feuchtigkeit ausleitenden Eigenschaften geschätzt und bei Niereninsuffizienz, Burn-out, Diabetes und Nervenschwäche empfohlen. Linsen sind thermisch neutral, haben einen süßen Geschmack und einen Funktionskreisbezug zu Herz, Milz, Nieren und Gedärme.

Lupine (H)

Wirkt gegen Bluthochdruck, hohe Cholesterinwerte, Diabetes, Muskelschwund

Die Lupine, auch als Soja des Nordens bezeichnet, zählt zu den Hülsenfrüchten und wird auch hierzulande angebaut. Ihr pflanzlicher Eiweißanteil von circa 40 Prozent macht sie zu einer großartigen Proteinquelle. Das Beste daran: Es handelt sich um basisches Eiweiß – ganz im Gegensatz zu Eiweiß in anderen Hülsenfrüchten oder tierischem Eiweiß. Zudem enthält die Lupine wertvolles Eisen, Vitamin E und sämtliche essenziellen Aminosäuren.

Anwendung: Lupinenmehl sollte in keinem Getreiderezept fehlen, da es die biologische Wertigkeit der Speisen enorm erhöht. Eine bessere Eiweißqualität und ein geringerer Kohlenhydratgehalt sind die positiven Folgen. Wenn Sie also selbst gerne Brot, Kuchen, Kekse etc. backen, probieren Sie doch beim nächsten Mal Lupinenmehl unterzumischen. Mein Tipp: Ersetzen Sie damit etwa 15 Prozent der angegebenen Mehlmenge. Prinzipiell eignet sich Lupinenmehl in der pflanzlichen Küche als Ei-Ersatz und als Zutat in Eiweißshakes.

Mandeln (N)

Gut für die Darmflora und den Stoffwechsel, bremsen den Appetit, stärken das Immunsystem und die Knochen

Die Mandeln werden meist vorschnell den Nüssen zugeordnet, zählen allerdings wie die Cashews zum Steinobst und gehören im Gegensatz zu den „echten" Nüssen wie Hasel- oder Walnüsse zu den basischen Lebensmitteln. Sie sind besonders nährstoffreich, enthalten sehr viel Vitamin B2 und E, Ballaststoffe und Antioxidantien. Mandeln befeuchten die Lunge und den Darm, sind antiasthmatisch, stärken das Knochenwachstum und regulieren das Cholesterin. Sie sind thermisch neutral, schmecken süß und bitter. Der Wirkungsbereich umfasst Lunge, Dickdarm, Magen, Milz und Herz. Mandeln werden vor allem bei Lungentrockenheit, Husten, Kurzatmigkeit und trockener Verstopfung verwendet. Sie befeuchten die Lunge und den Darm und stärken die Muskeln.

Anwendung: Ich empfehle Ihnen, Mandeln einzuweichen, dadurch werden sie noch nährstoffreicher und leichter verdaulich, da dies die verdauungshemmenden Enzyme „auswäscht". Mandelmus eignet sich sehr gut für Saucen, Frühstückbreis und Desserts; es sorgt für eine perfekte Cremigkeit.

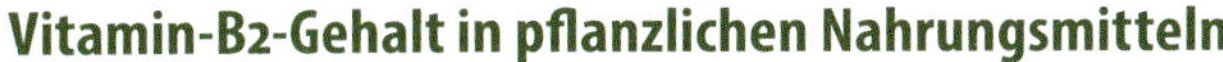

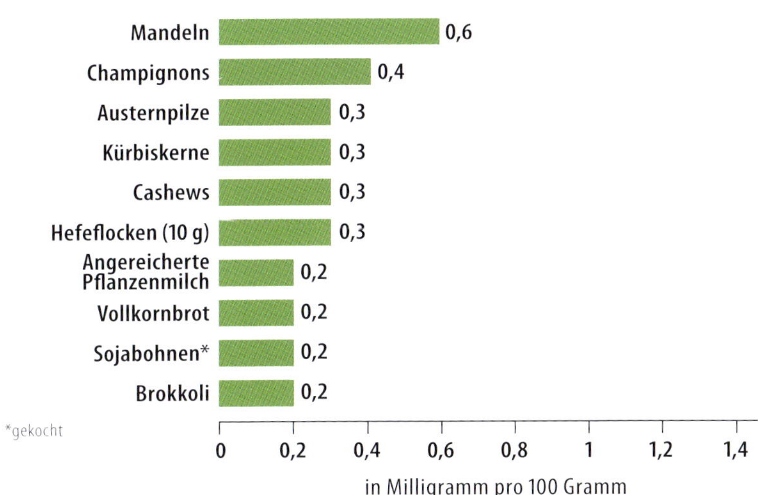

Naturreis (G)

Entzieht dem Körper überschüssige Feuchtigkeit und Hitze, hilft gegen Übergewicht und hohe Cholesterinwerte

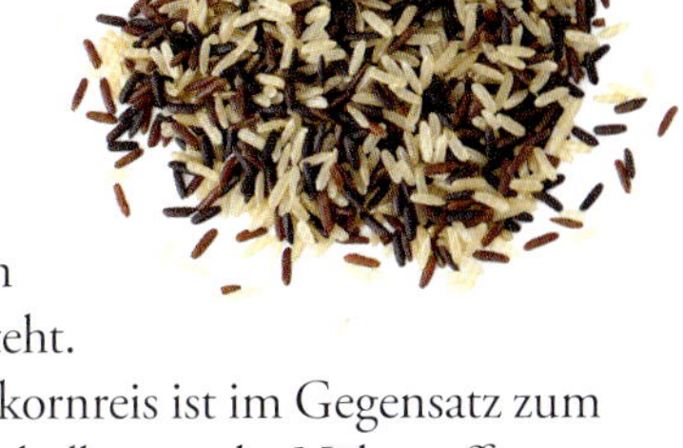

Reis besticht durch seine Vielfalt. Egal ob Langkornreis, Rundkornreis, Wildreis, bunter Reis – mittlerweile ist sehr guter Reis auch hierzulande, schon viel länger aus Italien, erhältlich. Man sollte unbedingt den heimischen Arten den Vorzug geben, schon allein deswegen, weil in vielen Ländern, die Reis anbauen, kein sauberes Wasser mehr zur Verfügung steht.

Die Verarbeitung von braunem oder Vollkornreis ist im Gegensatz zum weißen Reis weit weniger aufwendig, weshalb er mehr Nährstoffe enthält, vor allem viel Mangan, Selen, Magnesium, und eine gute Quelle für B-Vitamine ist. Reis als Lebensmittel stärkt unsere Mitte, verzögert den Stoffwechsel und kann bei Durchfallerkrankungen hilfreich sein. Rotem Reis wird die Fähigkeit nachgesagt, die LDL-Cholesterinwerte zu senken, was ihn zu einer guten Alternative zu den umstrittenen Medikamenten macht. Süß im Geschmack, neutral in der Temperatur, gut verträglich ist er zu jeder Tageszeit das beliebte Essen von vielen AsiatInnen. Er wird Milz und Magen zugeordnet und oft bei Feuchtigkeitserkrankungen sowie Leber-Qi-Stagnation eingesetzt.

Quinoa (PG)

Gut für die Knochen und die Stimmung, hilft gegen Gefäßverengung, Candida, Blutzuckerprobleme, Übergewicht

Wenn es nach dem ehemaligen UN-Generalsekretär Ban Ki-moon geht, soll Quinoa im Kampf gegen den Hunger auf der Welt eine große Hilfe sein. Auch in Hinblick auf den Klimawandel, die Nachhaltigkeit sowie auf unseren Körper sind die Vorteile dieser hervorragend als Grundnahrungsmittel geeigneten Pflanze nicht außer Acht zu lassen: Sie ist erstaunlich anspruchslos in Bezug auf den Boden; Düngen und Bewässerung sind kaum notwendig. Quinoa ist eine einzigartige pflanzliche Eiweißquelle. Sie vereint alle neun essenziellen Aminosäuren, was bei einem pflanzlichen Lebensmittel eher eine Seltenheit ist. Ihr hoher Mineralienanteil, vor allem von Magnesium, Calcium und Eisen, kann sich im Vergleich zu unseren üblichen Getreidearten sehen lassen. Quinoa ist zudem glutenfrei, was alle Menschen mit Getreideunverträglichkeiten freuen wird, und kann auch bei Candida-Infektionen problemlos genossen werden. Außerdem soll diese Pflanze ebenso bei Migräne helfen. Die Fettsäuren sind zu über 50 Prozent ungesättigt. Der süße, leicht säuerliche Geschmack stärkt die Nieren, das Herz und die Milz. Traditionell hilft Quinoa bei

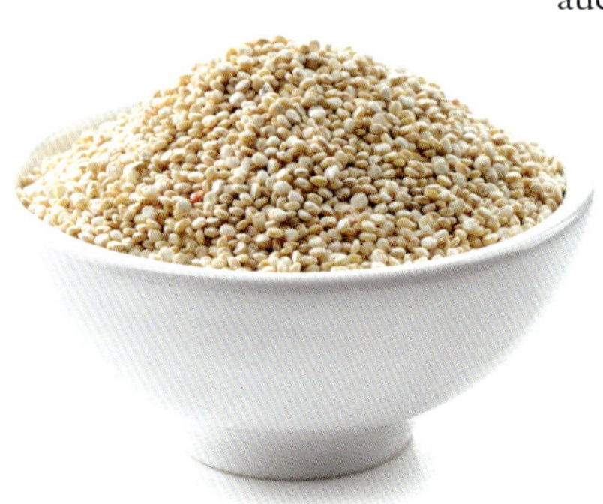

Kraftlosigkeit und einer Herz-Kreislauf-Schwäche. Er verbindet Herz und Nieren, tonisiert das Nieren-Yang, stärkt die Wirbelsäule, vertreibt kalte Extremitäten und ist für blutarme Menschen bestens geeignet.

Anwendung: Quinoa ist der perfekte Reisersatz. Wichtig ist, auch Quinoa sollte vor dem Kochen gründlich mit heißem Wasser abgespült werden.

Sesam (S)

Enthält viel blutbildendes Eisen und knochenstärkendes Kalzium, stärkt die Zellmembranen

Sesam zählt zu den ältesten Ölpflanzen. Seine Samen sind schwarz- oder goldfarben. Der schwarze Sesam gilt als die Urform und ist aufgrund der wertvolleren Inhaltsstoffe gesundheitsfördernder. Der Kalziumreichtum von Sesam sorgt für die Stärkung der Knochen und regelmäßig verzehrt kann er die Senkung des Blutdrucks auf natürliche Weise unterstützen. Die im Sesam enthaltene Linolsäure, eine Omega-6-Fettsäure, reguliert den Cholesterinspiegel. Die Samen weisen einen hohen Fettgehalt auf und versorgen so die Haut und die Haare von innen. Das im Sesamöl vorhandene Lecithin ist ein wichtiger Bestandteil unserer Zellmembranen, regt den Stoffwechsel unserer Zellen an und sorgt für den reibungslosen Austausch zwischen unseren Zellen sowie für die Zellatmung. Lecithin emulgiert außerdem die Nahrungsfette, verhindert Gallensteine und dient dem Gehirn als Energiequelle. In der TCM wird Sesam besonders nach Krankheit und Geburt, bei Blutarmut und Körperschwäche, zur Milchbildung bei stillenden Müttern, bei Schlafstörungen sowie bei vorzeitigem Ergrauen der Haare eingesetzt.

Anwendung: Verwenden Sie Sesam mit der Schale und frisch gemahlen. Sesamöl sollte wegen seines hohen Anteils an ungesättigten Fettsäuren nicht hoch erhitzt werden.

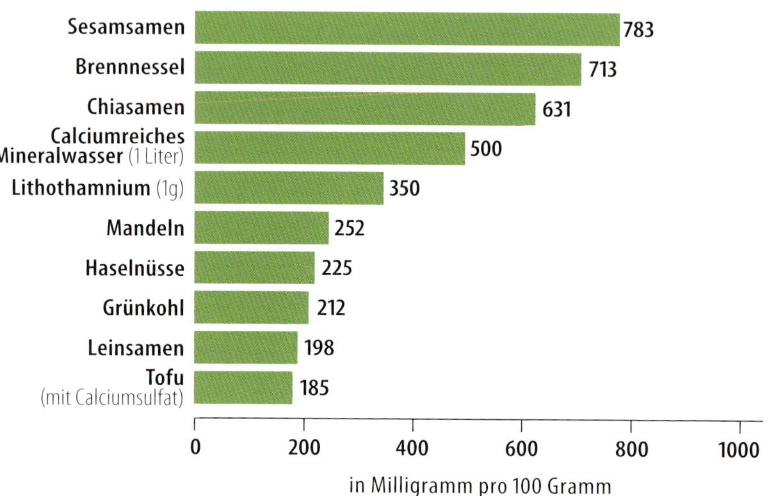

Sprossen und Keimlinge (H)

Wirken aufbauend für das Yin, eliminieren Hitze und leiten Toxine aus

Sprossen und Keimlinge entstehen, wenn Samen zum Keimen gebracht werden. Während des Keimvorgangs entwickeln sich aus den bereits eiweiß-, vitamin- und nähr-

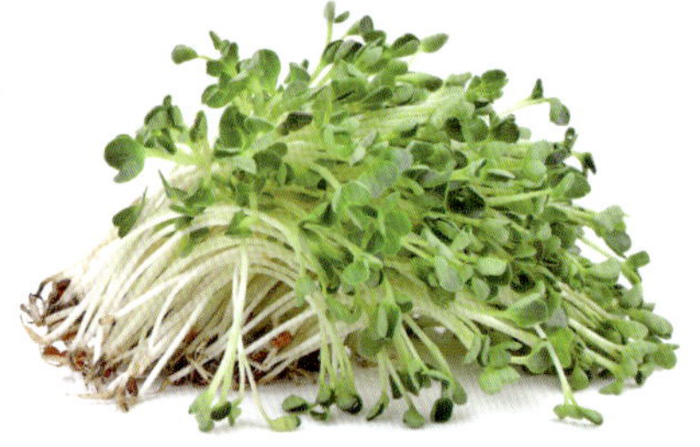

stoffreichen Samen kleine Jungpflanzen mit einem noch höheren Anteil an Vitamin C, B-Vitaminen und sekundären Pflanzenstoffen. Bereits nach wenigen Tagen können die Sprossen dann geerntet und gegessen werden. Rohe Hülsenfürchte eignen sich perfekt zum Keimen. Dadurch werden ihr Nährwert und ihre Verdaulichkeit verbessert. Außerdem bleiben beim Keimen die Verdauungsenzyme intakt, sodass sich nach dem Verzehr im menschlichen Organismus keine Blähungen entwickeln können. Sprossen kann man leicht in einem Glasgefäß selbst großziehen.

Walnüsse (N)

Sind die Hirnnahrung schlechthin, stärken die Nieren, das Herz, den Rücken, die Knie und befeuchten den Darm

Walnüsse sind uns vor allem wegen ihres hohen Anteils an Omega-3-Fettsäuren ein Begriff. Sie verfügen aber auch über ein einzigartiges Aminosäurenprofil und sind reich an B-Vitaminen, Kalium und Magnesium.
Ihr hoher Fettanteil lässt sie zu Unrecht in der Beliebtheitsskala von Nüssen sinken, denn ihre ungesättigten Fettsäuren sorgen für gesunde Cholesterinwerte. Walnüsse tragen außerdem zur Verbesserung der Gefäßgesundheit sowie zur Regulierung der Darmflora bei und senken den Blutdruck. Auch vor Diabetes und Herz-Kreislauf-Erkrankungen sollen sie schützen. Walnüsse stärken die Wirbelsäule, das Yang von Nieren, Herz und Lunge. Sie werden als Essenz (Jing) aufbauendes Lebensmittel geschätzt und befeuchten einen trockenen Darm bei Verstopfung.

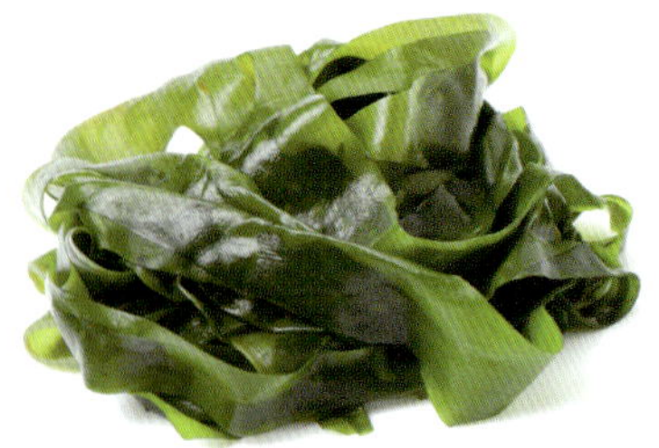

Algen

Hijiki, Kombu, Nori, Wakame

Wirken entgiftend, sind gut für die Darmflora und können Knoten und Tumore lösen

In Ostasien werden Algen seit über 4000 Jahren genutzt. Von den essbaren Sorten sind Hijiki, Kombu, Nori und Wakame die beliebtesten. Dieses nährstoffreiche Nahrungsmittel besitzt einen hohen Gehalt an Mineralien, Mineralsalzen sowie Spurenelementen. Besonders bedeutsam sind Algen aufgrund ihrer entgiftenden und darmpflegenden Schleimstoffe. Bei Verhärtungen, Schwellungen, Schleimansammlungen, Lymphknoten und Tumoren sind salzige Algen ein gutes Mittel, um diese Ansammlungen aufzulösen. Wakame-Algen können geschädigte Darmschleimhäute regenerieren und werden auch zur Dickdarmkrebs-Prophylaxe eingesetzt. Algen sind thermisch kühl und salzig, sie tonisieren das Blut, transformieren Schleim, Feuchtigkeit sowie Toxine und stärken unsere Säfte, die Knochen, die Nieren sowie das Yin.

Anwendung: Einige Algenarten sollten wegen ihres extrem hohen Jodgehalts nicht zu oft gegessen werden. Die Wakame-Alge gehört nicht dazu. Trotzdem raten Experten dazu, es mit den Algen nicht zu übertreiben. Besonders Menschen, die an einer Schilddrüsen-Funktionsstörung leiden, sollten vorsichtig agieren. Sie können den Jodgehalt reduzieren, wenn Sie Algen besonders gründlich einweichen. Ein Großteil des Spurenelementes wird ausgeschwemmt, wenn man sie vor der Zubereitung 3–4 Stunden in kaltes Wasser einweicht und dann gründlich abspült. Algen können in Form kleiner Beilagen gegessen werden. Schwer zu bekommen sind frische Algen, so werden sie meist in getrockneter Form verkauft. Man weicht diese ein (zum Beispiel 1 TL Hijiki), mariniert sie anschließend und genießt sie als Algensalat oder gibt sie in die Suppe (Wakame) oder zum Gemüse.

Wildkräuter und Wildpflanzen

Wildkräuter und Wildpflanzen wie Brennnessel, Bärlauch, Gundelrebe, Spitzwegerich, Löwenzahn, Gänseblümchen, Hagebutte, Veilchen, Giersch, Sauerampfer, Gundermann usw. sind die besten Nährstofflieferanten und gedeihen unabhängig von menschlicher Pflege auf Wiesen, Äckern oder in Wäldern. Im Frühjahr zart, später herb, bestechen essbare Wildkräuter mit einem kräftigen, würzigen und für manche Menschen anfangs vielleicht eigenwilligen Geschmack. Reich an Vitaminen, Mineralstoffen und Spurenelementen sollten sie ein wesentlicher Bestandteil einer gesunden Ernährung sein. Denn was den Mikronährstoffgehalt anbelangt, sind Wildpflanzen die einzigen Lebensmittel, die noch wirklich gute Werte liefern. Sie lassen unser Supermarkt-Gemüse richtig alt aussehen. Nehmen wir zum Beispiel die Brennnessel. Sie weist dreimal mehr Vitamin C auf als Rosenkohl und doppelt so viel Eisen wie Spinat. Regelmäßig Wildkräuter und Wildpflanzen zu essen, fördert also unsere Gesundheit. Außerdem kann man mit der Familie oder mit FreundInnen einen Wildpflanzensammelausflug unternehmen und gemeinsam die Delikatessen aus Wiese, Wald und Flur entdecken. Für AnfängerInnen empfiehlt sich eine geführte Wildkräuterwanderung. Denn hier ist Vorsicht geboten: Es besteht Verwechslungsgefahr mit giftigen Doppelgängern. Eine genaue Pflanzenkenntnis ist unbedingt erforderlich. Wichtig ist auch, Wildkräuter nicht von Straßenrändern, Hundespazierwegen, Ackerrändern und generell Pestizid-belasteten Flächen zu ernten.

Anwendung: Wildkräuter und Wildpflanzen sollten möglichst frisch verarbeitet werden. Bei der Verarbeitung gibt es kaum Grenzen. Wildpflanzen lassen sich wunderbar kombinieren und aus ihnen viele herrliche Gerichte und Smoothies zaubern. Ich bereite mir etwa immer wieder ein Pesto aus Koriander, Rucola und Wildkräutern zu. Hierfür einfach alles waschen, klein schneiden, Olivenöl und Steinsalz dazugeben, im Küchenmixer fein mahlen, in kleine Gläser abfüllen und im Kühlschrank lagern. Als weitere Anregung möchte ich hier zwei Rezepte mit Wildkräutern sowie die energiespendenden grünen Smoothies von Peter Koblhirt, veganer Koch und Fitnesstrainer, anführen. Viel Freude beim Sammeln und Ausprobieren.

Frühlingskräutersuppe

1. Aus 3 EL Mehl, 3 EL Fett und etwas Gemüsebrühe eine Mehlschwitze bzw. Einbrenn machen.
2. Mit 1,5 l Wasser aufgießen und gut erhitzen.
3. 3–4 Handvoll fein gehackte Wildkräuter wie Löwenzahn, Brennnessel, Gundermann bzw. Gundelrebe, Sauerampfer, Gänseblümchen, Vogelmiere und Spitzwegerich zufügen und 20 Minuten kochen.
4. Eventuell noch ein Ei oder Kokosmilch einsprudeln, kurz weiterkochen.
5. Salzen und mit Petersilie bestreuen.

Kookoo – ein persisches Omelett

Zutaten für 4 Personen:

2 Bund	Petersilie
2 Bund	Dille (auch Schnittlauch oder andere frische Kräuter wie Kresse, Koriander etc. sind möglich)
250 g	frischer aufsteigender Fuchsschwanz (Amaranthus blitum), auch ein Wildkräutermix, Mangold oder Spinat sind möglich
1 Bund	Jungzwiebeln, samt den Stielen fein gehackt
30 g	Berberitzen (am ehesten in einem persischen Geschäft erhältlich)
30 g	Walnüsse geröstet und grob gehackt
1	gestrichener TL Kurkuma
6	Eier (für die vegane Variante eignet sich Seidentofu)
5 EL	Olivenöl
2	gestrichene EL Mehl (am besten glutenfrei)
½ TL	Weinsteinpulver (oder Backpulver)
	Salz, Pfeffer

Zubereitung:

1. Kräuter waschen und samt Stängel fein hacken.
2. 1 EL Olivenöl in einer großen Pfanne erhitzen und die gehackten Jungzwiebeln mit Kurkuma 2 Minuten weich dünsten.
3. Die Kräuter zufügen und weiterbraten, bis alles weich ist.
4. In einer Schüssel die Eier verquirlen, salzen, pfeffern und mit den abgekühlten Kräutern, den Berberitzen, den Walnüssen, dem Weinsteinpulver und dem Mehl gut vermischen.
5. In der Pfanne 4 EL Olivenöl erhitzen und die Kräuter-Ei-Mischung vorsichtig hineinleeren.
6. Sobald die Masse am Boden stockt, bei 180 Grad Heißluft in den Backofen geben und für ca. 10 Minuten fertigbacken, bis die Masse fest ist.
7. Vorsichtig aus der Pfanne heben und in Stücke teilen. Als Beilage eignen sich Reis oder Salat.

Grüne Smoothies

Die hohe Nährstoffdichte und die wenigen Kalorien machen grüne Smoothies so gesund. Der grüne Pflanzenstoff Chlorophyll ist als extrem potentes Antikrebsmittel bekannt und wird in dieser Art der Zubereitung sehr schonend aufbereitet. Er versorgt uns bei täglicher Einnahme und Abwechslung der Zutaten mit einer Fülle von Vitaminen, Mineralstoffen, Aminosäuren, Spurenelementen, Enzymen, Ballaststoffen und Antioxidantien. Im menschlichen Körper entfalten diese lebenswichtigen Stoffe dann eine Vielzahl an positiven Wirkungen in Bezug auf unsere Gesundheit und unser Wohlbefinden. Sie verbessern etwa das Blutbild, wirken antibakteriell, immunsystemstimulierend und leberschützend. Besonders im

Frühling brauchen wir frisches Grün, um unsere Leber zu entgiften und den Darm wieder zu reinigen. Durch den Mixvorgang werden die Früchte, das Gemüse und die Kräuter so fein aufgeschlossen, dass die meisten Menschen diese gut über den Stoffwechsel aufnehmen können. Sollte es dennoch zu Blähungen oder Übelkeit kommen, empfehle ich weniger verschiedene Gemüsesorten zu verwenden bzw. immer frischen Ingwer dazuzugeben.

Was darf in einen grünen Smoothie?

- **Blattgemüse für AnfängerInnen:** grüner Salat (Kopfsalat), Vogerlsalat, Radieschenblätter oder Spinat
- **Blattgemüse für Fortgeschrittene:** Grünkohl, Kohlrabi, Endiviensalat, Mangold, Rucola oder Sellerieblätter
- **Obst:** Banane, Apfel, Birne, Beeren, Wassermelone, Ananas, Orange, Granatapfel, Trauben, Kiwi, Grapefruit, Zitrone, Limette. Tipp: süße Früchte und Zitrusfrüchte nicht mischen!
- **Küchen- und Wildkräuter:** Petersilie, Basilikum, Schnittlauch, Oregano, Majoran, Salbei, Pfefferminze, Liebstöckel, Sauerampfer, Spitzwegerich, Kresse, Bärlauch, Brennnessel, Löwenzahn u. v. m.
- **Süßes:** getrocknete, ungeschwefelte Trockenfrüchte wie Datteln, Feigen, Aprikosen bzw. Marillen, Rosinen oder Agavensirup.
- **Gewürze:** Pfeffer, Salz, Kurkuma, Chili, Ingwer, Zimt, Muskat, Vanille u. v. m.
- **Super Food:** Avocado, Gojibeeren, Maulbeeren u. v. m.
- **Pulver:** Weizengraspulver, Matchapulver, Gerstengraspulver, Brennnesselpulver, Acaipulver
- **Samen:** Chiasamen, Leinsamen – sollten über Nacht eingeweicht werden, sonst machen sie den Smoothie zu dick.
- **No-Gos:** tierische Milchprodukte, raffinierter Zucker, gesättigte Öle und Fette, Nüsse, Mineralwasser oder Sodawasser, stärkehaltige Nahrungsmittel.

Wie bereite ich einen grünen Smoothie richtig zu?
Der grüne Smoothie wird in einem leistungsstarken Mixer aus ⅓ Pflanzengrün, ⅓ Früchten und ⅓ Wasser hergestellt. Im Gegensatz zum Entsaften werden die gesamte Frucht und die gesamte grüne Pflanze genutzt. Smoothies oxidieren bald, sie sollten also im besten Fall gleich getrunken oder kühl gelagert und innerhalb von 24 Stunden aufgebraucht werden.

Lassen Sie Ihrer Kreativität freien Lauf und versuchen Sie die unterschiedlichsten Kombinationen. Zuvor aber geht es in die Natur und ans Sammeln der so nährstoffreichen Wildpflanzen. Diese sind nicht nur gesund, sie helfen uns auch, wieder in Beziehung mit unserer Natur zu kommen. Was wächst in welcher Jahreszeit? Auf welchen Plätzen gibt es welche Kräuter und warum gerade dort? Wenn wir Wildkräuter und Wildpflanzen essen, frohlockt unser Körper, weil er endlich einmal etwas anderes bekommt und das noch direkt durch unsere eigene Hand. Zur Inspiration stelle ich Ihnen ein paar vor.

Amaranth – Aufrechter Fuchsschwanz

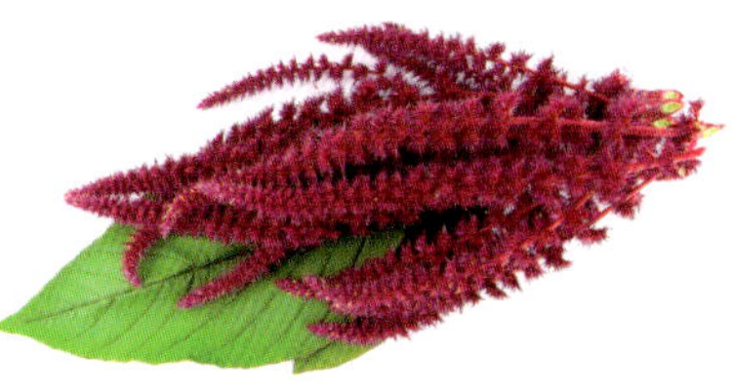

Das Powerkorn Amaranth dürfte als gute Alternative zu unseren industrialisierten Getreidearten mittlerweile fast jeder, jedem ein Begriff sein, die Pflanze selbst ist hingegen vergleichsweise unbekannt. Dabei konnte man sie früher in jedem Bauerngarten finden. In der Küche sollten sowohl die glutenfreien Samen als auch die Blätter zum Einsatz kommen. Sie sind reich an Kalzium und Eisen und bieten eine wohlschmeckende Abwechslung zu Spinat oder Mangold. Nicht nur ihr kräftiger und nussiger Geschmack ähnelt dem Aroma der beiden Blattgemüse, sondern auch in der Zubereitung sind die Blätter gleich handzuhaben. Die Pflanze ist wie das Getreide (Samen) reich an hochwertigem Eiweiß. Die Volksmedizin empfiehlt sie bei Blutungen, Migräne, Geschwüren und Schlafstörungen.

Bärlauch

Frühlingszeit ist Bärlauchzeit. Von Anfang März bis Mai kann man durch die heimischen Wälder streifen und diese gesunde Pflanze sammeln. Aber Vorsicht: Der Bärlauch ist sehr leicht mit den giftigen Maiglöckchen oder Herbstzeitlosen zu verwechseln. Um ganz sicherzugehen, zerreiben Sie ein Blatt zwischen den Fingern. Sobald es nach Knoblauch duftet, handelt es sich um Bärlauch. Wie viele Wildkräuter enthält Bärlauch viel Vitamin C und Bitterstoffe. Zudem ist die Pflanze von wirksamen ätherischen Ölen, Schwefelbestandteilen und Ammoniak durchsetzt. Bärlauch hilft bei Magenproblemen, wirkt blutreinigend und antibiotisch. Aus Bärlauch lassen sich Aufstriche, Suppen oder ein Pesto zubereiten.

Blüten

Blüten sind nicht nur schön anzuschauen, sondern weisen wie Wildkräuter viele Mineralstoffe, gesunde Öle, Flavonoide und Carotinoide auf. Zusätzlich enthalten sie einen wertvollen Nektar, der eine dem Honig ähnliche stärkende Wirkung hat. Laut der Signaturenlehre (siehe Seite 113) besitzen Blüten eine Heilwirkung, die das Äußere unseres Körpers erreicht; gemeint sind die Haut, der Kopf und die höhere Geistebene. Blüten peppen auch geschmacklich so manches Alltagsmenü auf. Essbare Blüten des wilden Salbeis, von Vergissmeinnicht, Lavendel, Sonnenblume, des Apfelbaums, der Kapuzinerkresse, von Löwenzahn oder Borretsch sind als Dekoration und Verfeinerung für Suppen und Salate perfekt geeignet. Und haben Sie schon einmal gefüllte Zucchini- oder Kürbisblüten, Huflattichblüten in

Olivenöl geröstet, kandierte Veilchen oder Rosenblütengelee probiert? Wenn nicht, dann wird es Zeit. Einzig bei Huflattichblüten sollten Sie etwas aufpassen. Über einen längeren Zeitraum und/oder in zu großen Mengen konsumiert, können hier Organschäden auftreten.

Brennnessel – Taubnessel

Die **Brennnessel,** die Königin der Heilkräuter, ist aufgrund ihrer Fülle an Vitalstoffen seit jeher in der Naturmedizin bekannt. Sie wird zur Entgiftung und Entschlackung eingesetzt, hilft bei Harnwegsinfekten, Frühjahrsmüdigkeit und Blutarmut, wirkt bei Arthrose, Arthritis, Prostatabeschwerden und lindert Erkrankungen der Leber sowie entzündliche Darmerkrankungen. Überdies ist sie wegen ihres wilden, aromatischen Geschmacks ein hervorragendes Lebensmittel. Aus diesem wertvollen Wildkraut lassen sich Gerichte wie Brennnessel-Spätzle, Karotten-Brennnessel-Salat, Brennnessel-Laibchen, Brennnessel-Risotto oder Brennnessel-Spinat zaubern. Die Samen der Brennnessel eignen sich zum Verfeinern von Salaten und Pestos oder als Dekoration von Suppen.

Die **Taubnessel** ist leicht mit ihrer großen Schwester, der Brennnessel, zu verwechseln, sie sind allerdings nicht verwandt, und die Blätter der Taubnessel brennen nicht auf der Haut. Die Taubnessel hilft besonders Frauen bei Menstruations- und Unterleibsschmerzen sowie unregelmäßiger Periode. Sie hat aber auch eine adstringierende, blutreinigende und entzündungshemmende Wirkung, ähnlich der Brennnessel.

Giersch

Früher hat man die gequetschten Blätter des Zipperleinskrauts, wie Giersch im Volksmund heißt, hauptsächlich verwendet, um schmerzhaftes Rheuma oder Gicht zu lindern. Giersch enthält viele Mineralstoffe und sekundäre Pflanzenstoffe, er wirkt harntreibend und fördert den Stoffwechsel. Die jungen, vor der Blüte geernteten Pflanzen werden wie Spinat zubereitet, können aber auch einem Salat beigemischt werden. Das Wildgemüse schmeckt ebenso in einer Gierschsuppe oder einem Giersch-Brennnessel-Gemüse.

Große Klette (Arctium lappa)

Auch wenn wir die Klette hauptsächlich dadurch kennen, weil sie sich uns an Haare oder Kleidung oder unseren Haustieren in das Fell heften kann, so darf sie nicht unterschätzt werden. Die Entgiftungspflanze wirkt antioxidativ, blutreinigend, harn- und schweißtreibend, unterstützend gegen Erkältungen und Mandelentzündungen, verhilft zu Kraft und Ausdauer, ist ein natürliches Haarwuchsmittel und steigert die Gedächtniskraft. Empfehlenswerte Gerichte: gedünstetes Klettenmark, gefüllte Klettenblätter und Klettenwurzelgemüse.

Hagebutte

Sie ist die Vitamin-C-Bombe schlechthin. Je nach Tabelle weist sie bis zu 20 x mehr als eine Orange und 10 x mehr als eine rote Paprika auf, zumindest wenn die Hagebutte roh gegessen wird. Am besten ist es, die Frucht direkt vom Strauch zu pflücken und nur das Fruchtfleisch, ohne die kratzigen Kerne, zu essen. Die beste Sammelzeit ist ab Oktober. Dank ihres hohen Vitamin-C-Gehalts stärken Hagebutten unser Immunsystem, wirken vorbeugend bei Erkältungen, harntreibend und blutreinigend und werden unterstützend bei Eisenmangel, Abwehrschwäche, Frühjahrsmüdigkeit, Multipler Sklerose und Arthritis eingesetzt. In der Küche ist die Hagebutte vielseitig anwendbar, sei es als Tee, Marmelade, Suppe, Likör oder roh. Die SchwedInnen essen beispielsweise Hagebuttensuppe. Dazu benötigen Sie zusätzlich zu den frisch gepflückten Früchten nur etwas Rohrzucker, Salz, Cayennepfeffer, frischen Ingwer, Kuzu und Kokosmilch oder Wasser. Hier nicht vergessen, die Früchte zu entkernen, da sie sonst im Hals kratzen.

Holunder- und Lindenblüten

Der Holunder gilt als altes Heilmittel, vor allem gegen Grippe- und Schnupfenviren ist er eine sehr gute Präventionsmaßnahme. Die Blüten werden als Tee oder Saft getrunken oder etwa zu Holunderkuchen, Holundersauce, Öl oder Essig verarbeitet. Auch die Lindenblüten helfen mit ihrer abwehrenden und schweißtreibenden Wirkung bei einer Erkältung und stillen besonders den Hustenreiz. Bei Stress und Unruhe wirken sie wohltuend. Aus Lindenblüten können Sie entweder einen Tee oder auch eine Suppe, etwa mit Karotten, Kartoffeln und einem Fond aus Lindenblüten, zubereiten.

Hopfen

Hopfen ist sicher jeder, jedem ein Begriff – entweder aus der Bierproduktion oder als Tee gegen Schlaflosigkeit und Unruhe. Hopfensprossen eignen sich aber auch als Zutat für Salate, fein gehackt als Suppeneinlage oder, blanchiert, in Pflanzenbutter weich gedünstet und leicht mit Mehl gestäubt, als Beilage. Rezepte wie Hopfenspargel, Hopfengemüse, Hopfensuppe oder Hopfenomelett sind definitiv einen Versuch wert. Vorsicht ist allerdings beim Ernten geboten, die feinen Klimmhaare können für eine unangenehme Wirkung sorgen. Hopfen regt den Appetit an, stärkt die Nerven und den Magen, fördert das Einschlafen und sorgt für Entspannung.

Löwenzahn

Wie die Brennnessel ist auch der Löwenzahn ein echter Allrounder und zudem ein Vitalstoffversorgungswunder. Er enthält im Vergleich zu den meisten anderen Lebensmitteln ein Vielfaches an Vitaminen und Mineralstoffen, vor allem an Betacarotin, den Vitaminen C und E, Calcium, Magnesium, Eisen und Proteinen. Löwenzahn regelt die Verdauung, hilft gut bei Rheuma, Nierensteinen und Harnwegserkrankungen, vorbeugend gegen Krebs und Diabetes Typ 2 und ist ein gutes Stärkungsmittel. Die Löwenzahnblätter können als Salat, Gemüse oder Suppe zubereitet, als Saft oder in grünen Smoothies getrunken werden. Da der Löwenzahn einen herzhaft-bitteren Geschmack aufweist, empfehle ich, das Löwenzahngemüse mit etwas Süßem wie zum Beispiel einem Apfel, Nüssen oder ein paar Rosinen zu kombinieren. Er kann auch als Beilage überzeugen, als Alternative zu Spinat oder Mangold.

Portulak

Das gesunde Gewürzkraut enthält viel Eisen, die Vitamine A und C sowie reichlich Omega-3-Fettsäuren. Es wirkt blutreinigend und entwässernd, hilft bei Blasen- und Nierenleiden, stärkt die Nerven und das Immunsystem. Junger Portulak schmeckt frisch und saftig mit einem leicht nussig-säuerlichen Abgang. Portulak kann roh in einem Salat, gemischt mit anderen Blattsalaten oder wie Spinat gekocht gegessen werden.

Sauerampfer

Diese ausdauernde Pflanze ist auf Wiesen und Wegrändern zu entdecken. Gesammelt werden wie bei den Brennnesseln junge Blätter und Blattspitzen. Der Sauerampfer ist reich an Ballaststoffen, Carotinoiden, Eisen, Flavonoiden, Kalium, Kalzium, Magnesium, Vitaminen A, B, C und E. Er wirkt antibakteriell, blutreinigend, entzündungshemmend, harntreibend, herzstärkend und schleimlösend. In der Klostermedizin war er eine Arznei gegen Blähungen, Husten und Durchfall. Sauerampfer sollte trotz seiner gesundheitsfördernden Eigenschaften aber dennoch nicht in zu großen Mengen verzehrt werden, da er einen hohen Gehalt an Oxalsäuren aufweist, der zu Darmschmerzen und Durchfall führt. In der Küche kann man ihn für Saucen und Suppen oder wie Spinat als Gemüsebeilage verwenden.

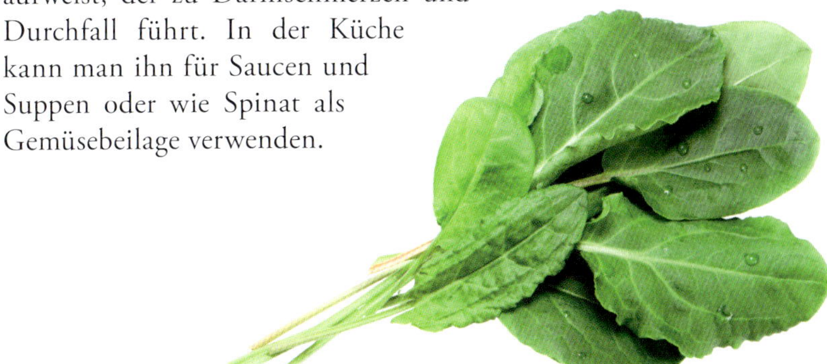

Schafgarbe

Auch die Schafgarbe ist auf Wiesen und an Wegrändern anzutreffen und gilt vor allem als Heilpflanze für Bauch- und Magenschmerzen und als Frauenkraut, da sie bei Menstruationsbeschwerden für Erleichterung sorgt. Sie reguliert Blutungen, lässt Wunden schneller heilen, wirkt krampf- und schleimlösend, durchblutungsfördernd, entzündungshemmend, schmerzstillend und entspannend. Das Heilkraut enthält viele Bitter-, Gerb- und Mineralstoffe, Flavonoide, Phospor- und Kalisalze sowie ätherische Öle. Die jungen Blätter gibt man in kleineren Mengen zu Aufstrichen, Suppen und Gemüse. Blanchiert man die Blätter vorher, schmecken sie weniger bitter.

Spitzwegerich

Die wichtige Arzneipflanze wird seit jeher bei Husten und Heiserkeit als Heilmittel eingesetzt. Das hat vor allem mit ihrer antibiotischen Wirkung zu tun, die sie dem enthaltenen sekundären Pflanzenstoff Aucubin verdankt. Spitzwegerich dämpft den Husten, wirkt entzündungshemmend und sein schützender Film lindert Rachenschleimhautreizungen und Bronchitis. Von der Pflanze sind alle Teile essbar – Blätter und Blüten roh oder gekocht, die Wurzel gedünstet. Fein geschnitten ist er eine gute Ergänzung für Salate oder Omeletts. Die Blätter schmecken auch in einem Teig aus Eiern, Mehl, Salz, Öl und Mineralwasser sehr gut, einfach beidseitig darin wenden und in Fett herausbacken.

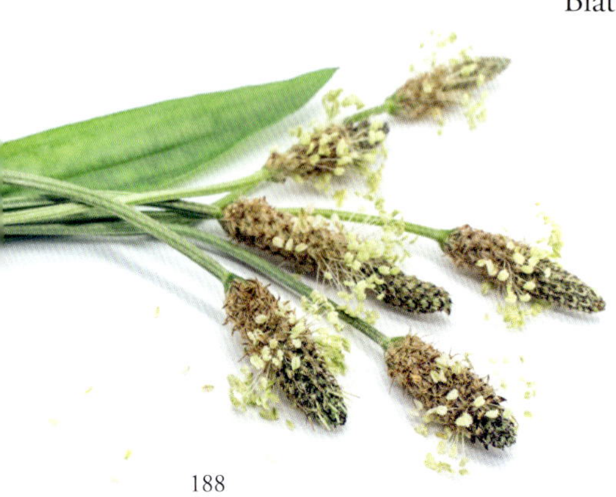

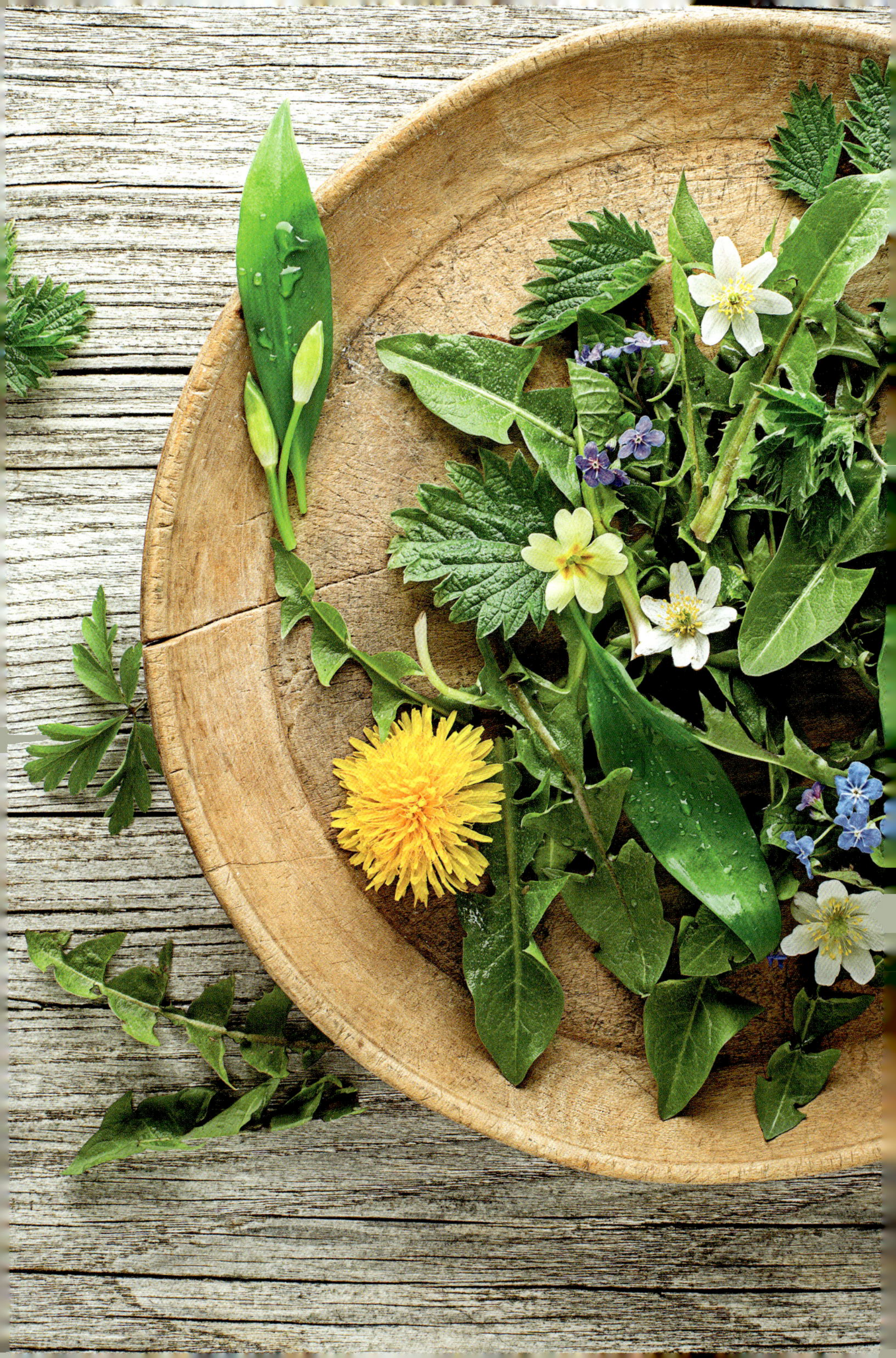

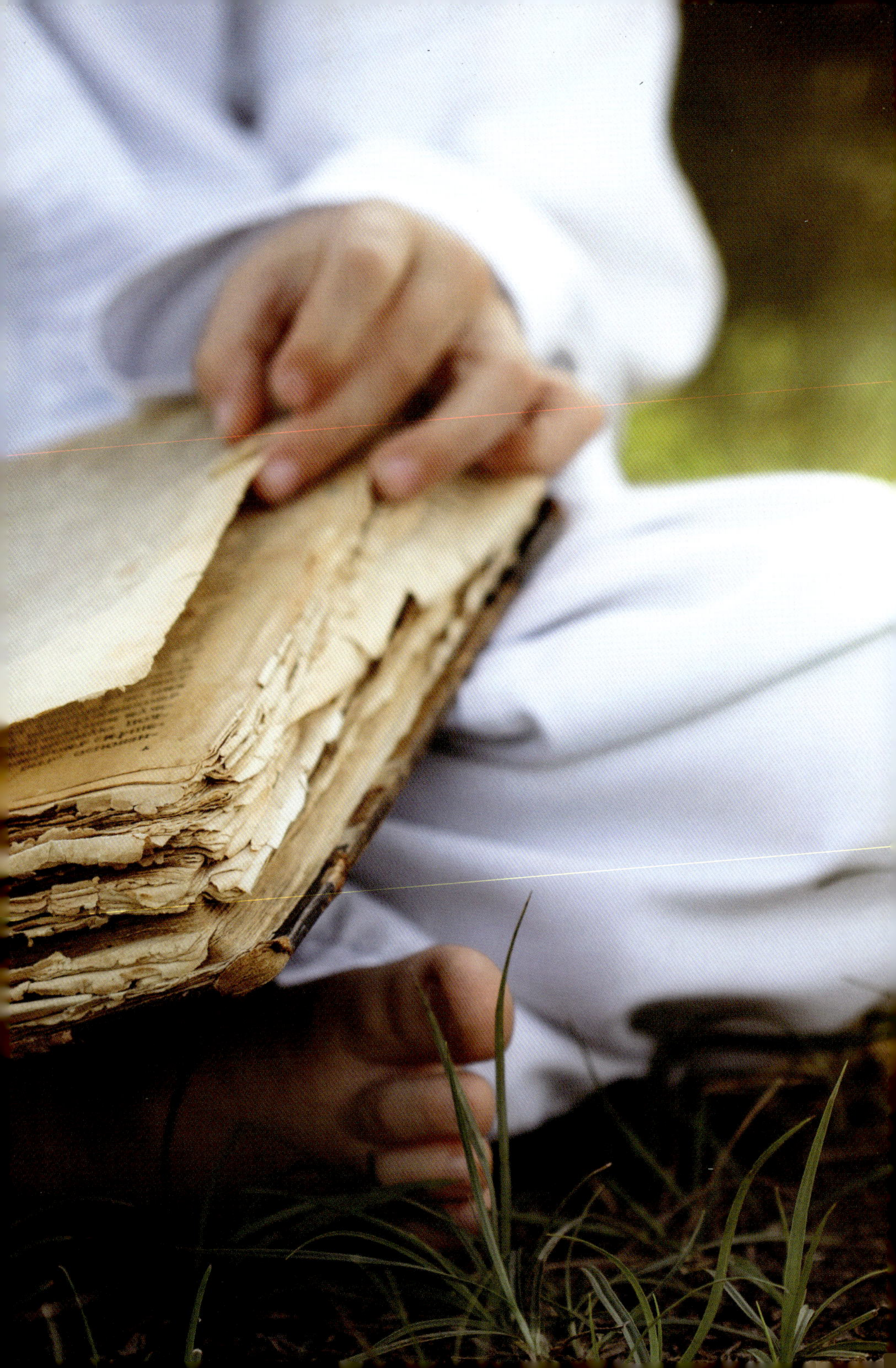

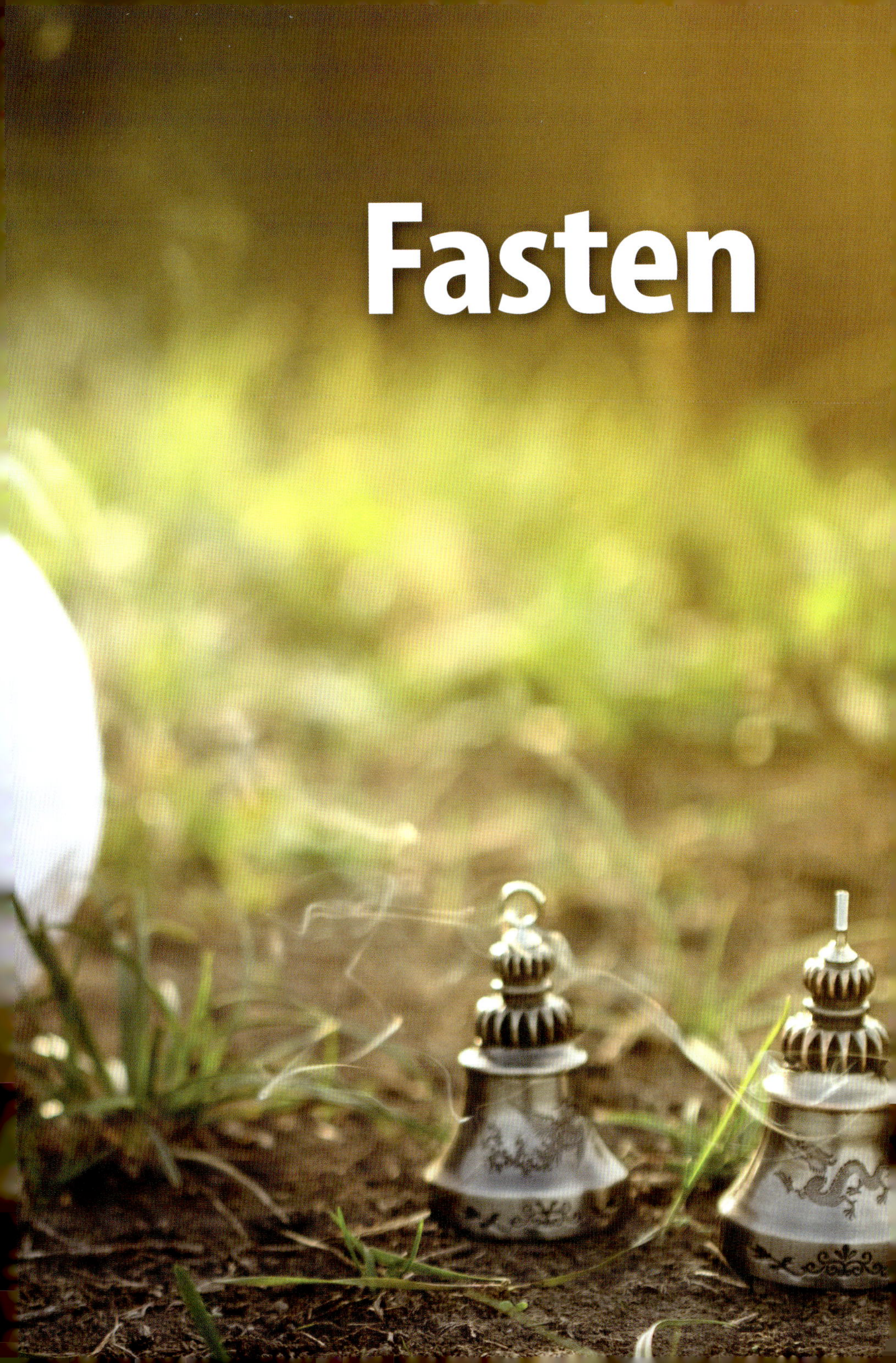

Fasten

Unsere Überflussgesellschaft leidet am Übermaß, so auch unser Stoffwechsel. Besonders durch ein Zuviel an Kohlenhydraten, Zucker, Fleisch und Milchprodukten lagern sich schädliche Stoffe in unserem Körper ab. Das belastet nicht nur unsere Organe, sondern auch unsere Psyche. Viele der heutigen Zivilisationskrankheiten **können** durch Fasten verbessert bzw. gar geheilt werden. Dazu zählen etwa Rückenschmerzen, Kopfschmerzen, Gelenkschmerzen, Allergien, Depressionen etc.
Fasten bedeutet eine tiefgehende Entgiftung und gibt dem Körper die Möglichkeit, Schadstoffe, die wir durch Pestizide im Essen, Medikamentenkonsum und kontaminierte Getränke aufgenommen haben, auszuleiten. Fasten ist außerdem ein guter Anfang für eine Ernährungsumstellung. Nachdem man ein paar Tage lang keinen Zucker, kein Weizen und keine minderwertigen Kohlenhydrate mehr zu sich genommen hat, verliert man den Heißhunger auf Süß und ähnliche Gelüste.

Die Vorteile des Fastens:

- Sie schützen sich vor chronischen Zivilisationskrankheiten.
- Sie beugen Krebs, Diabetes und Gelenkserkrankungen vor.
- Sie kommen nach wenigen Tagen in eine neue, natürliche Fasteneuphorie.
- Sie verlassen psychisch und physisch alte, festgefahrene Muster und Gewohnheiten.
- Sie reinigen die Körperzellen und stärken das Immunsystem.

Herangehensweise

Eine gute Vorbereitung auf das Fasten beginnt mit der richtigen Einstellung und inneren Zustimmung. Am Tag vor dem Fastenstart sollte bereits nur mehr wenig sowie leicht und bekömmlich gegessen werden. Verzichten Sie auch schon etwas früher auf Alkohol, Zucker, Kaffee und Zigaretten. Das hilft, die Auswirkungen einer radikalen Umstellung zu vermindern.

Achten Sie während des Fastens auf eine gute Darmentleerung. Um den Entschlackungs- und Entleerungsprozess bei geringer Nahrungsaufnahme aufrechtzuerhalten, empfiehlt es sich, zum Beispiel mit fermentierten Lebensmitteln wie Sauerkraut, Apfelessig oder Flohsamenschalen nachzuhelfen. Ist das zu wenig, hilft Glaubersalz oder ein Einlauf. FastenexpertInnen raten auch zu entgiftender Mineralerde wie Heilerde, Zeolith oder Bentonit. Sie sorgt dafür, dass schädliche Substanzen im Darm gebunden werden und die Darmaktivität nicht nachlässt.

Zeitpunkt und Dauer

In der TCM werden zwei bis vier Fastenzeiten pro Jahr empfohlen. Nach dem kosmologischen Kalender bieten sich die Übergänge zwischen den Jahreszeiten an, also etwa zwischen 26.1. und 12.2. (Winter–Frühling), zwischen 24.4. und 15.5. (Frühling–Sommer), zwischen 26.7. und 16.8. (Sommer–Herbst) und zwischen 27.10. und 14.11. (Herbst–Winter). Gefastet wird in der Regel 6–14 Tage, auch länger ist möglich. Die Dauer wie auch die Methode sollte mit einer erfahrenen Fastenexpertin oder einem erfahrenen Fastenexperten abgestimmt werden. Leichter fällt das Fasten in einer geführten Gruppe. Viele Menschen brauchen die Dynamik der Gruppe und wollen behutsam begleitet werden.

Methoden

Auch beim Fasten gibt es östliche und westliche Ansätze. Hierzulande sind die Methoden von Dr. Buchinger, Dr. Franz Xaver Mayr oder Dr. Rüdiger Dahlke sehr bekannt. Es handelt sich um Methoden, die auf Trinkfasten, Suppenfasten, Basenfasten, Saftfasten oder dem Fasten mit Semmeln und Milch (was ich persönlich nicht empfehlen würde) basieren.

Heute ist vor allem das intermittierende Fasten sehr beliebt, da man nicht zwangsläufig auf bestimmte Lebensmittel verzichten muss.

Vielmehr geht es darum, eine Essenspause zu schaffen, die dem Körper ermöglicht zu entschlacken. Der Tag wird dabei meist so untergliedert, dass 16 Stunden lang keine feste Nahrung aufgenommen wird. In den restlichen acht Stunden können zwei Mahlzeiten eingenommen werden. Aus meiner Sicht ist dies eine gute Lösung für Menschen mit Übergewicht oder verzögertem Stoffwechsel.
Die fernöstliche Vorstellung von Fasten basiert auf dem Congee, einem Reisbrei, der in Asien, besonders in China, vor allem zum Frühstück gegessen wird. Dieser gilt seit Jahrtausenden als typische Krankenkost. Congees werden zum überwiegenden Teil aus Vollkornreis gekocht, teilweise danach noch gesiebt oder ausgepresst, um wirklich nur den flüssigen Anteil zu sich zu nehmen.

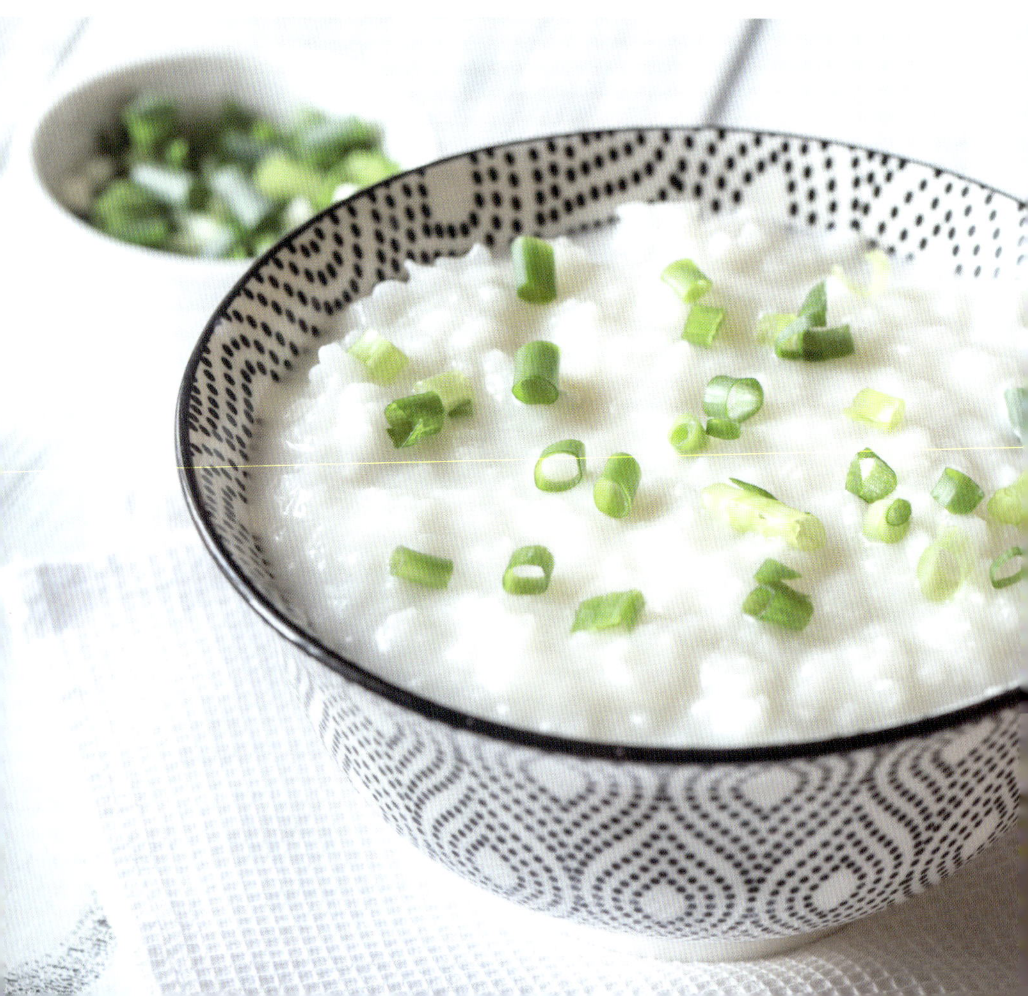

Zubereitung:
Ein Teil Reis wird mit zehn Teilen Wasser oder Gemüsesuppe aufgekocht und vier bis acht Stunden gegart, bis ein cremiger, fast geschmackloser Brei entsteht.
Das Congee wird für zwei bis drei Tage vorgekocht und kann auch aus Hirse, Buchweizen, Gerste oder anderen Getreidearten hergestellt werden. In der Chinesischen Medizin werden Congees immer individuell auf die therapeutischen Bedürfnisse angepasst. So werden dem Getreide Heilkräuter und Pilze beigemischt, um das jeweilige Therapieziel zu erreichen.

Hirse transformiert wie der Reis Feuchtigkeit aus dem Körper und wird bei Pilzerkrankungen, Milchbildungsmangel, Blutmangel, Morgenübelkeit, Schleimerkrankungen und Entzündungen der Magenschleimhaut eingesetzt.

Gerste leitet ebenfalls Feuchtigkeit aus, hilft gut bei Diabetes Typ 2, Appetitmangel, Gelbsucht, einer Bindegewebsschwäche und senkt das Cholesterin. Gleichzeitig kann die Gerste Trockenheit im Darm beseitigen.

Buchweizen gehört zum Feuer-Element, verbessert Gefäßerkrankungen, fördert die Durchblutung und sorgt bei Hämorrhoiden, Krampfadern, Bluthochdruck, Hauterkrankungen und einer Venenschwäche für Abhilfe.

Trinken

Eine ausreichende Flüssigkeitszufuhr während des Fastens ist essenziell. Um den Entschlackungsprozess voranzutreiben, sollten in Summe mindestens drei Liter Flüssigkeit getrunken werden. Ich empfehle entschlackende Kräutertees, Wasser sowie grüne Smoothies. Man könnte etwa morgens mit einem grünen Smoothie starten, den ganzen Tag über viel Tee und Wasser trinken und abends die Brühe einer Gemüsesuppe zu sich nehmen.

Bewegung

Neben der Nahrungsumstellung ist auch die körperliche Aktivität wie Yoga oder Wandern eine wichtige Komponente des Fastens. Über Sport und Bewegung werden einerseits Glücksbotenstoffe ausgeschüttet und andererseits lässt das Verlangen nach Essen nach. Ein Teil des Nahrungs-Qi kann durch Atmungs-Qi ersetzt werden, weswegen die Bewegung an der frischen Luft empfohlen ist. Ergänzend zur Fastenkur empfiehlt sich der Einsatz von Schröpfbehandlungen und Massagen.

Nebenwirkungen

Die Nebenwirkungen des Fastens sind besonders an den ersten Tagen spürbar. Dazu zählen u.a. Schüttelfrost, Kopfschmerzen, Durchfall oder Verstopfung, Mundgeruch, Unruhe. Es ist ein Teil

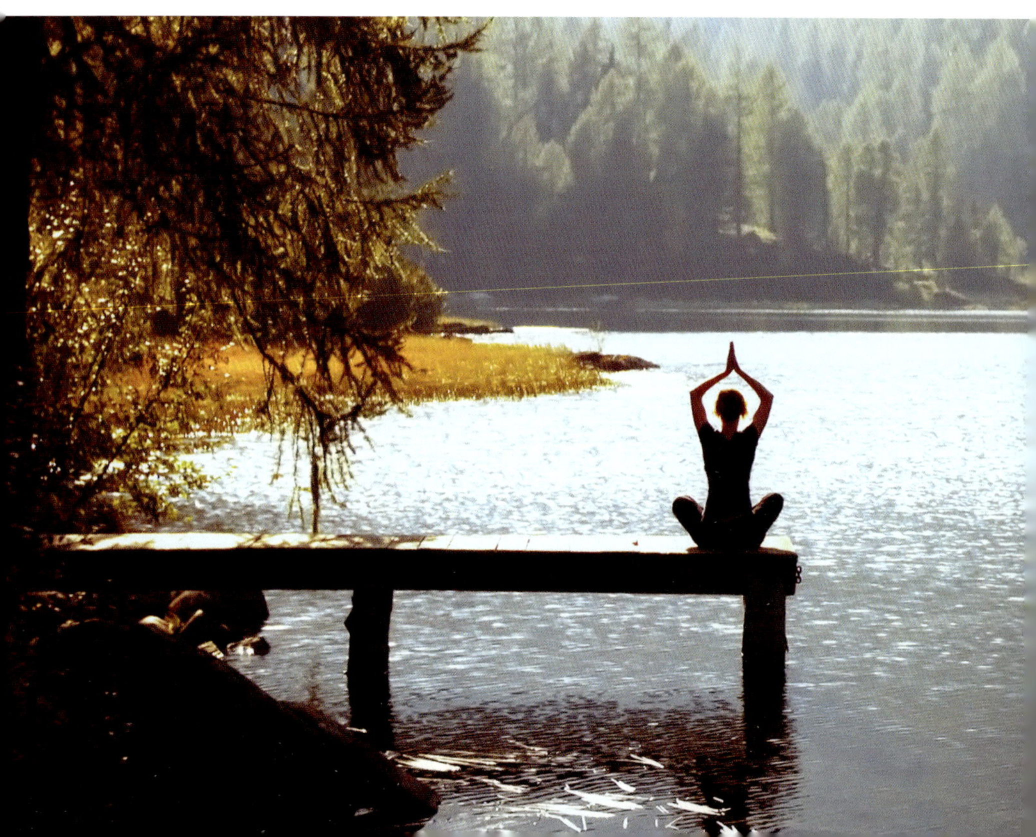

der Entgiftung, aber nicht jede, jeder hat damit zu kämpfen, und glauben Sie mir, es geht vorbei! Man nimmt während des Heilfastens auch meist an Gewicht ab. Dies ist aber nicht der Hauptgrund des Fastens. Vielmehr hilft man in dieser Zeit dem Organismus, seine Selbstheilkräfte wiederzuerlangen, sodass er seine Funktionsstörungen selbst regulieren kann.

Nach dem Fasten – wiederholtes Fasten

Die Tage nach der Fastenkur sollten behutsam angegangen werden. Im Optimalfall verzichten Sie weiterhin auf Genussmittel, tierische Lebensmittel, Zucker und schlechte Kohlenhydrate, da Ihr Körper sich bereits gut an den Verzicht dieser Nahrungsmittel gewöhnt hat. Viele Menschen schließen noch eine Woche intermittierendes Fasten oder Basenfasten an.

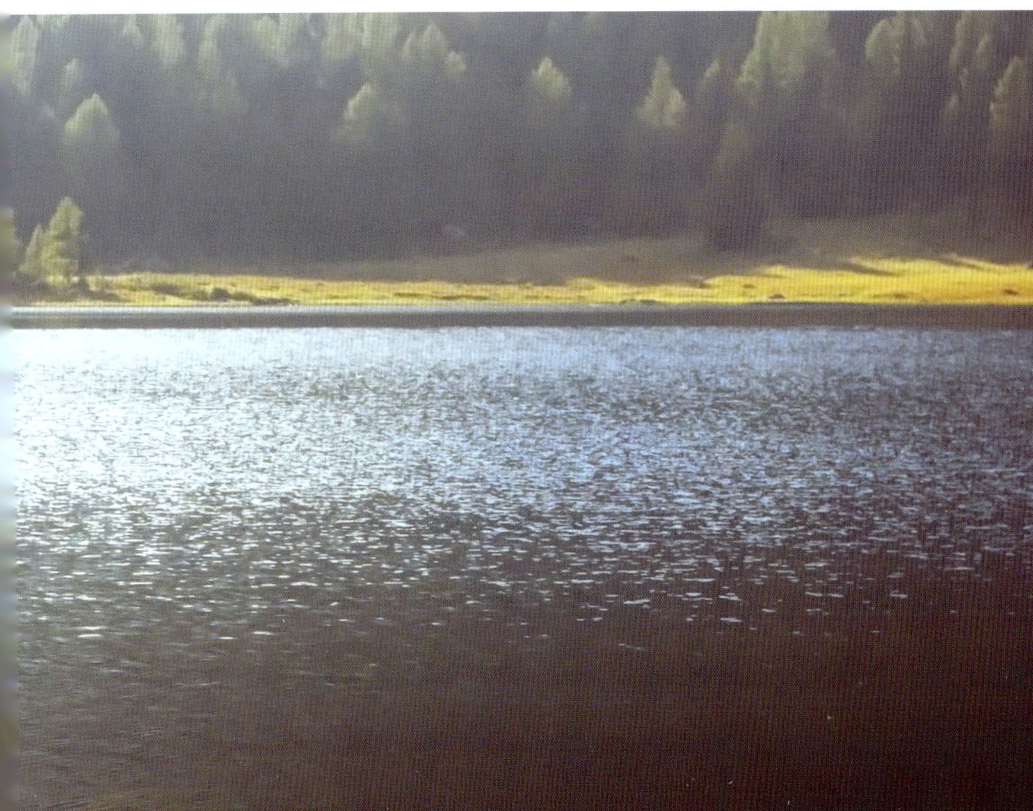

Endnoten

Was wir über unsere Nahrung bereits wissen

1 Vgl. Pollan, Michael: Lebens-Mittel: Eine Verteidigung gegen die industrielle Nahrung und den Diätenwahn. München: Goldmann, 2009.

2 Davis, Donald R. (2009) Declining Fruit and Vegetable Nutrient Composition: What Is the Evidence? Hortscience vol. 44(1)

3 Passwater, Richard A. (2006) Why Foods Alone Are Failing Us: Significant declines found in the nutritional values of vegetables and fruits. An Interview with Donald R. Davis, Ph.D. part 1. Whole Foods magazine June 2006

4 Vg.: Höhn, Ernst / Künsch, Ulrich / Infanger, Esther / Koch, Walter: War Gemüse früher wirklich nährstoffreicher? In: AGRARForschung 11 (1), 2004, S. 22-27.

5 Verein gegen Tierfabriken, Österreich, unter: https://vgt.at/div/spaltenboden2019/karte.php

6 https://www.global2000.at/fleischkonsum-%C3%B6sterreich

7 https://www.global2000.at/fleischkonsum-%C3%B6sterreich

8 Vgl.: https://www.bzfe.de/nachhaltiger-konsum/lagern-kochen-essen-teilen/planetary-health-diet/

9 https://vgt.at/presse/news/2020/news20200514hb.php

10 https://www.viacampesina.at/inhalte/ernaehrungssouveraenitaet/

Traditionelle Chinesische Medizin

11 https://tcmpro.ch/shanghanlun/

12 Aus dem Huangdi Neijing, auf Deutsch: Der Gelbe Kaiser. Das Grundlagenwerk der Traditionellen Chinesischen Medizin. München: Knaur MensSana, 8. Auflage 2011.

Darmgesundheit und Diagnose

13 Vgl.: https://www.mikrooek.de/labordiagnostik/fuer-aerzte-und-therapeuten/neues-aus-dem-labor/kyberbiom/das-mikrobiom/

14 https://www.mikrooek.de/labordiagnostik/fuer-aerzte-und-therapeuten/neues-aus-dem-labor/kyberbiom/das-mikrobiom/

15 Vgl.: https://www.mikrooek.de/labordiagnostik/fuer-aerzte-und-therapeuten/neues-aus-dem-labor/kyberbiom/das-mikrobiom/

16 https://www.zentrum-der-gesundheit.de/artikel/immunsystem/darmflora-immunsystem-ia

17 Daten der Tabelle basierend auf folgenden Quellen: Kaptchuk, Ted: Das große Buch der chinesischen Medizin, München: Heyne, 1983; Maciocia, Giovanni: Die Grundlagen der Chinesischen Medizin, Kötzting: Verlag für Traditionelle Chinesische Medizin Dr. Erich Wühr, 1994; Ploberger, Florian: Die Fünf Wandlungsphasen – Physiologie, Lehrtafel.

18 Rezept-Inspiration nach Niko Rittenau. In: Rittenau & friends. Das 1 x 1 der veganen Ernährung, abrufbar unter: https://www.nikorittenau.com/vegan1x1-ebook/

Mit bewusster Ernährung zu einem gesunden und nachhaltigen Leben

19 Vgl. Deadman, Peter: In Praise of Tea. Journal of Chinese Medicine. Number 97. October 2011.

20 http://www.jcm.co.uk/tea-shop/tea-health-research

21 Informationen zur Bestimmung der Kräuter vgl. Florian Ploberger: Westliche Kräuter aus Sicht der Traditionellen Chinesischen Medizin. 8. korrigierte und überarbeitete Auflage. Schiedlberg: Bacopa Verlag, 2013.

22 Vgl.: https://www.zentrum-der-gesundheit.de/gesunde-verdauung-ia.html

23 Quelle Daten: https://www.zentrum-der-gesundheit.de/artikel/gesunde-ernaehrung/gesunde-verdauung-ia

24 Quelle: Pigozzi, Paolo: Der grüne Löffel. Über 700 vegetarische Rezepte aus der italienischen Küche. Gemüse ist der beste Koch. Linz: Ehrenwirth Veritas, 1988.

25 https://oege.at/index.php/bildung-information/ernaehrung-von-a-z/1781-saeure-basen-haushalt

26 Vgl. https://www.zentrum-der-gesundheit.de/artikel/basische-ernaehrung/basische-ernaehrung-2

27 https://www.zentrum-der-gesundheit.de/artikel/gesunde-ernaehrung/bio-lebensmittel-ia

28 https://www.zentrum-der-gesundheit.de/artikel/gesunde-ernaehrung/bio-lebensmittel-ia

29 https://www.planet-wissen.de/gesellschaft/lebensmittel/brot/brot-herstellung-100.html

30 Vgl.: https://www.landschafftleben.at/lebensmittel/brot/brotherstellung/vermarktung-und-konsum

31 https://www.sciencedirect.com/science/article/abs/pii/S1756464616301463

32 Vgl. Pollan, Michael: Lebensmittel. Eine Verteidigung gegen die industrielle Nahrung und den Diätenwahn. Verlag: München: Goldmann Arkana, 2009.

33 Vgl. https://www.lebensmittelklarheit.de/informationen/zucker-hat-viele-namen

34 https://www.zentrum-der-gesundheit.de/artikel/zucker/zucker

35 Vgl. https://www.tagesspiegel.de/wissen/weltgesundheitstag-zahl-der-diabetiker-hat-sich-seit-1980-vervierfacht/13412326.html

36 https://www.facediabetes.at/zahlen-und-fakten.html

37 https://www.facediabetes.at/zahlen-und-fakten.html

38 Vgl. Ames, Bruce N.: Increasing Longevity by Tuning Up Metabolism. European Molecular Biology Organization.6 (2005): S. 20–24.

Nahrungsmittel im Porträt

39 Als Anregungen und Quellen für diese Nahrungsmittelporträts dienten mir das Praxisbuch Nahrungsmittel und Chinesische Medizin. Wirkungsbeschreibungen und Indikationen der im Westen gebräuchlichen Lebensmittel von Ulrike von Blarer Zalokar, Eve Rüegg, Barbara Fendrich, Petra Kamb und Karin Haas. 2009 erschienen im Bacopa Verlag, Schiedlberg, die Online-Therapeutika-Datenbank der Heilpraktikerschule Luzern, abrufbar unter: https://www.therapeutika.ch/, sowie das Online-Gesundheitsportal „Zentrum der Gesundheit", abrufbar unter: https://www.zentrum-der-gesundheit.de/.

40 http://www.kraeuterweisheiten.de/schlehe.html

Weiterführende Literatur

Blarer Zalokar, Ulrike von; Rüegg, Eve; Fendrich, Barbara; Kamb, Petra; Haas, Karin: Praxisbuch Nahrungsmittel und Chinesische Medizin. Wirkungsbeschreibungen und Indikationen der im Westen gebräuchlichen Lebensmittel. Schiedlberg: Bacopa Verlag, 2009.

Campbell, T. Colin; Campbell, Thomas M.: China Study: Die wissenschaftliche Begründung für eine vegane Ernährungsweise. Bad Kötzting: Verlag Systemische Medizin, 2. Auflage 2011.

Davis, Dr. med. William: Weizenwampe. Warum Weizen dick und krank macht. München: Goldmann 2013.

Dymek, Marta: Zufällig Vegan. 100 Rezepte für die regionale Gemüseküche – nicht nur für Veganer. Berlin: smarticular Verlag, 2019.

Enders, Giulia: Darm mit Charme: Alles über ein unterschätztes Organ. Berlin: Ullstein, 2014.

Jones, Anna: A Modern Way to Eat. Über 200 vegetarische und vegane Rezepte für jeden Tag. München: Goldmann, 2015.

Keller, Dr. Markus; Gätjen, Edith: Vegane Ernährung – Schwangerschaft, Stillzeit und Beikost. Stuttgart: Ulmer Verlag, 2017.

Osten, René van: Yi Jing – Das Buch vom Leben, Wegweiser zu einem Leben im Einklang. Aitrang: Verlag Windpferd, 2018.

Ottenschläger, Veronika; Radbauer, Claudia: Ea(s)t meets West. Fit und gesund mit der Westlichen 5-Elemente-Ernährung. Berlin: Springer, 2019.

Perlmutter, David: Dumm wie Brot. Wie Weizen schleichend Ihr Gehirn zerstört. München: Goldmann, 2014.

Pigozzi, Paolo: Der grüne Löffel. Über 700 vegetarische Rezepte aus der italienischen Küche. Gemüse ist der beste Koch. Linz: Ehrenwirth Veritas, 1988.

Ploberger, Florian: Westliche Kräuter aus Sicht der Traditionellen Chinesischen Medizin. 8. korrigierte und überarbeitete Auflage. Schiedlberg: Bacopa Verlag, 2013.

Pollan, Michael: Lebensmittel. Eine Verteidigung gegen die industrielle Nahrung und den Diätenwahn. Verlag: München: Goldmann Arkana, 2009.

Rittenau, Niko: Vegan-Klischee ade!. Mainz: Ventil Verlag, 3. Auflage 2019.

Wadsak, Marcus: Klimawandel. Fakten gegen Fake & Fiction Wien: Braumüller Verlag, 2020.

Online [Stand 04.02.2021]

Beispiele für Bauchdiagnose von Michael Max und Steven Clavey: https://www.thelantern.com.au/product/volume-iii-issue-3/

Face Diabetes: https://www.facediabetes.at/zahlen-und-fakten.html

Global 2000: https://www.global2000.at/fleischkonsum-%C3%B6sterreich

Institut für Mikroökologie: https://www.mikrooek.de/labordiagnostik/fuer-aerzte-und-therapeuten/neues-aus-dem-labor/kyberbiom/das-mikrobiom/

Nährstoffgehalt in Lebensmitteln: https://www.urgeschmack.de/nahrstoffgehalt-sinkt/

Online-Gesundheitsportal „Zentrum der Gesundheit": https://www.zentrum-der-gesundheit.de/

Online-Therapeutika-Datenbank der Heilpraktikerschule Luzern: https://www.therapeutika.ch/

The EAT-Lancet Commission on Food, Planet, Health: https://eatforum.org/eat-lancet-commission/

Verein gegen Tierfabriken, Österreich, unter: https://vgt.at/div/spaltenboden2019/karte.php

WHO „Stop using antibiotics": https://www.who.int/news/item/07-11-2017-stop-using-antibiotics-in-healthy-animals-to-prevent-the-spread-of-antibiotic-resistance

Dank an:

Idee und Motivation:
Sylvia Saringer, https://www.dielebensmeisterei.at/

Ernährungswissenschaftliche Beratung:
Rosemarie Zehetgruber, www.gutessen.at

Konzeptionelle Beratung: Almut Rink

Fachwissen Ernährungsouveränität:
Attac Austria, Alexandra Strickner

Fachwissen Massentierhaltung:
VGT – VEREIN GEGEN TIERFABRIKEN,
Andrea Hauswirth

Fachwissen vom veganen Kochprofi:
Peter Koblhirt, Veganer Koch und Fitnesstrainer, 2331 Vösendorf.
www.pe-ko.at

Kochrezepte:
Daniela Zselezen, Dipl. Ernährungsberaterin nach TCM, selbstständig in eigener Praxis und Fortbildungsleiterin Bablü in Graz.

Wertvolle allgemeine Tipps, besonders zur Rezeptgestaltung:
Alfred Stadler, Verdauungsvorbereiter, 2840 Grimmenstein.
www.verdauungsvorbereiter.at

Feedback und Korrektur: Karin Bosch, Elisabeth Sattler

Zeit und Kraft, die ich geschenkt bekam:
meine Frau Claudia und meinen Sohn Milo

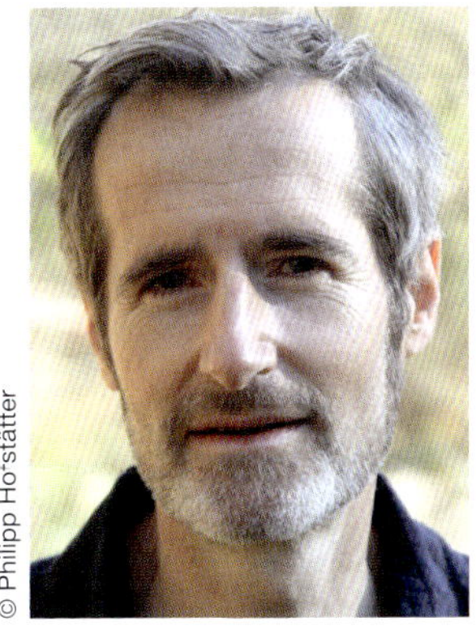

© Philipp Hofstätter

Michael Puntigam, 1970 in Feldbach (Stmk.) geboren, fand 1998 zu seiner Berufung im Bereich der chinesischen Naturheilkunde und Lebensweise. Er absolvierte eine Ausbildung zum Dipl. TCM-Ernährungsberater und nahm an Ausbildungen zu Differential-Diagnostik, Physiologie, Pathologie und Pharmakologie in der TCM teil. Neben vielen Weiterbildungen, unter anderem in der buddhistischen Wissenschaft des Geistes und dem Yijing, folgte ein Praktikum in der Chengdu University of TCM, China. Sein Hauptinteresse gilt der klassischen Chinesischen Medizin nach den Werken von Zhang Zhongjing (Shang Han Lun). Er unterrichtet Zungen- und Pulsdiagnose und hält Vorträge zu diversen Bereichen der TCM sowie Ernährung und Naturheilkunde.

Fotos und Grafiken

Bilder Umschlag: Vorderseite: shutterstock / © zhengzaishuru; Bilder und Grafiken Rückseite von den Seiten: 70, 94, 101, 107, 142, 145, 146, 147, 148, 153, 156, 159, 163, 169.
Rezeptfotos: © Daniela Zselezen
Grafiken auf den Seiten 148, 159, 168, 171, 174: Nährwerte Daten © ÖNWT, https://www.oenwt.at/content/naehrwert-suche/, Grafik © Braumüller.
Andere Quellen: S. 4/5: shutterstock / © L.F S. 14/15: shutterstock / © Syda Productions; S. 19: shutterstock / © George Rudy; S. 20/21: shutterstock / © Pressmaster; Wassergrafik Daten: © Water Footprint Network, www.waterfootprint.org; Bilder: S. 26/27: shutterstock / © Ivaylo Ivanov, shutterstock / © GMEVIPHOTO, shutterstock / © vitals, shutterstock / © New Africa, shutterstock / © Alter-ego, shutterstock / © Ekkachai, shutterstock / © Billion Photos, shutterstock / © SeDmi, shutterstock / © iprachenko, shutterstock / © Valery121283, shutterstock / © Aleksandar Grozdanovski, shutterstock / © mahirart, shutterstock / © Tim UR, shutterstock / © onair, Pixabay; S. 28: shutterstock / © C.Lotongkum; S. 30: © Daten: CDIAC; S. 34: Daten Grafik: © Stiftung Warentest, Bilder: © freepik, Grafik: © Braumüller; S. 37: shutterstock / © Matej Kastelic; S. 38/39: shutterstock / © Dragon Images; S. 42: shutterstock / © Akane1988; S. 46: shutterstock / © Budimir Jevtic; S. 47: shutterstock / © Avigator Fortuner; Tabelle Seite50/51: Vorlage und Daten: © Avicenna Institut, TCM Ernährungsberatung Diolosa&Morell; Bilder: shutterstock / © SeDmi, shutterstock / © Bildagentur Zoonar GmbH, shutterstock / © Maks Narodenko, shutterstock / © New Africa, shutterstock / © Africa Studio, shutterstock / © baibaz; S. 78/79: shutterstock / © siam.pukkato; S. 84: shutterstock / © POLIGOONE; S. 94-100: Bilder: © freepik, Grafik: © Braumüller; S. 101: shutterstock / © Peter Hermes Furian; S. 104/105: shutterstock / © Nina Firsova; S. 107: Bilder: © freepik, Grafik: © Braumüller; S. 109: shutterstock / © Tatevosian Yana; S. 110: wikimedia/public domain; S. 113: Bilder: © freepik, Grafik: © Braumüller; S. 117: © Michael Puntigam; S. 118: Daten © Michael Puntigam, Grafik: © Braumüller; S. 121: shutterstock / © margouillat photo; S. 126: shutterstock / © Valentyn Volkov; S. 126: shutterstock / © Foxys Forest Manufacture; S. 129: shutterstock / © margouillat photo; S. 130: Bilde: © freepik, Grafik: © Braumüller; S. 132: shutterstock / © Africa Studio; S. 138/139: shutterstock / © monticello; S. 142: shutterstock / © Maks Narodenko; S. 143: shutterstock / © stockcreations; S. 145: shutterstock / © Madlen; S. 145: shutterstock / © Nataly Studio; S. 146: shutterstock / © Happy Author; S. 147:

shutterstock/©grey_and; S. 148: shutterstock/©Spalnic; S. 149: shutterstock/©Kaiskynet Studio, shutterstock/©Andrey Eremin; S. 150: shutterstock/©jopelka; S. 151: shutterstock/©Valery121283; S. 152: shutterstock/©Artem Kutsenko; S. 153: shutterstock/©Valentyn Volkov; S. 153: shutterstock/©spline_x; S. 154: shutterstock/©seramo; S. 155: shutterstock/©Viktar Malyshchyts; S. 156: shutterstock/©Valentyn Volkov; S. 156: shutterstock/©jopelka; S. 157: shutterstock/©Imageman; S. 158: shutterstock/©Vitalina Rybakova; S. 161: shutterstock/©Ivaschenko Roman; S. 162: shutterstock/©NewSaetiew; S. 162: hutterstock/©Africa Studio; S. 163: shutterstock/©Kovalcva_Ka; S. 164: shutterstock/©vandycan; S. 164: shutterstock/©ifong; S. 165: shutterstock/©Manfred Ruckszio; S. 166: shutterstock/©Volodymyr Plysiuk; S. 166: shutterstock/©timquo; S. 167: shutterstock/©Anton Starikov; S. 168: shutterstock/©Oleh11; S. 169: shutterstock/©Vova Shevchuk; S. 169: shutterstock/©Andrei Dubadzel; S. 170: shutterstock/©onair; S. 171: shutterstock/©mtphoto19; S. 172: shutterstock/©MaraZe; S. 173: shutterstock/©Swapan Photography; S. 174: shutterstock/©Deenida; S. 175: shutterstock/©robertsre; S. 176: shutterstock/©JIANG HONGYAN; S. 179: shutterstock/©Shawn Hempel; S. 180: shutterstock/©VIRTEXIE; S. 182: shutterstock/©milart; S. 182: shutterstock/©LiliGraphie; S. 183: shutterstock/©Scisetti Alfio; S. 183: shutterstock/©Peter Milto; S. 184: shutterstock/©spline_x; S. 184: shutterstock/©Scisetti Alfio; S. 185: shutterstock/©jaroslava V; S. 185: shutterstock/©Emilio100; S. 185: shutterstock/©Kuttelvaserova Stuchelova; S. 186: shutterstock/©Vaclav Mach; S. 186: shutterstock/©Madlen; S. 187: shutterstock/©Art_Pictures; S. 187: shutterstock/©Hortimages; S. 188: shutterstock/©Tatiana; S. 188: shutterstock/©Regina Nogova; S. 189: shutterstock/©DUSAN ZIDAR; S. 190/191: shutterstock/©VMStock; S. 194: shutterstock/©Alexander Prokopenko; S. 196/197: shutterstock/©Song_about_summer

Impressum

Bibliografische Information der Deutschen Nationalbibliothek

Die Deutsche Nationalbibliothek verzeichnet diese Publikation in der Deutschen Nationalbibliografie; detaillierte bibliografische Daten sind im Internet über http://dnb.d-nb.de abrufbar.

1. Auflage 2021

Servitengasse 5, A-1090 Wien
www.braumueller.at

Rezeptvorschläge: Konzeption Michael Puntigam & Daniela Zselezen
Druck: FINIDR, s.r.o., Lípová 1965, 737 01 Český Těšín
ISBN 978-3-99100-321-2